专家与您
聊口腔健康

ZHUANJIA YU NIN LIAO
KOUQIANG JIANKANG

主编 李自良 何永文 王华伟

U0338073

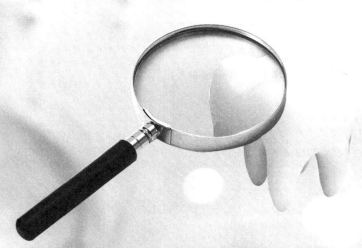

云南出版集团

YNKJ 云南科技出版社

·昆明·

图书在版编目（CIP）数据

专家与您聊口腔健康 / 李自良，何永文，王华伟主编 . —— 昆明：云南科技出版社，2019.4

ISBN 978-7-5587-2090-1

Ⅰ.①专… Ⅱ.①李… ②何… ③王… Ⅲ.①口腔—保健—基本知识 Ⅳ.① R780.1

中国版本图书馆 CIP 数据核字 (2019) 第 081348 号

专家与您聊口腔健康

李自良　何永文　王华伟　主编

责任编辑：赵　敏
助理编辑：黄文元
封面设计：余仲勋
责任校对：张舒园
责任印制：蒋丽芬

书　　号：ISBN 978-7-5587-2090-1
印　　刷：云南灵彩印务包装有限公司印制
开　　本：787mm×1092mm　1/16
印　　张：7.25
字　　数：130 千字
版　　次：2019 年 4 月第 1 版　2019 年 4 月第 1 次印刷
定　　价：36.00 元

出版发行：云南出版集团　云南科技出版社
地址：昆明市环城西路 609 号
网址：http://www.ynkjph.com/
电话：0871-64192481

编 委 会

主　编：李自良　何永文　王华伟

副主编：牛　涛　曹　程　邵秩婷

　　　　严　梅　汤丽鋈

前　言

　　世界卫生组织将口腔健康列为人体健康的十大标准之一。维护口腔健康是提高生命质量的前提和必要基础。龋病、牙周病等口腔疾病是影响人们身体健康的常见病、多发病，既影响咀嚼、发音、容貌等，又与全身健康密切相关，如与糖尿病、消化系统疾病、脑卒中、冠心病、呼吸系统疾病等系统性疾病有着非常密切的关系。因此，口腔健康对于保持身体健康、提高生活质量非常重要。

　　为提高患者朋友的口腔健康意识，解决他们在生活中遇到的各种各样的口腔健康问题，昆明医科大学附属口腔医院李自良团队为读者朋友编写了此书。本书以问答的方式，用简洁易懂的语言向读者解答了口腔健康的相关问题，包括牙齿解剖、蛀牙的治疗、拔牙、缺牙的修复及儿童口腔等方面的知识，是我们认识口腔器官、了解口腔知识的有益读物。

　　希望本书能给读者朋友们的口腔健康带来福音，为您的口腔健康保驾护航。

　　本书难免有疏漏之处，敬请读者们批评指正。

李自良

2019 年 4 月

目　　录

✚ 第一章　牙科常识

🌸 什么是牙列？

牙齿按照一定的顺序、方向和位置排列成弓形，形成牙弓，或称牙列。

🌸 人一生有几副牙列？

按照牙齿萌出时间来分，人一生有 3 副牙列：

1. 乳牙列，即整个牙列由乳牙组成。
2. 混合牙列，指儿童牙齿替换时期，由若干乳牙和恒牙组成的牙列。
3. 恒牙列，指全部由恒牙组成的牙列。

🌸 什么是乳牙和恒牙？

根据牙齿在口腔内是暂时存在还是永久存在分为乳牙和恒牙。乳牙在婴儿出生后 6 个月左右开始萌出，至 2 岁半左右 20 颗乳牙全部萌出。自 6 岁左右至 12 岁左右，乳牙逐渐脱落，最终被恒牙替代。恒牙是继乳牙脱落后的第二副牙，从 6 岁左右开始萌出，正常情况下恒牙有 28～32 颗，因疾患或意外损伤脱落后再无牙替代。

✿ 牙齿是如何萌出和替换的?

人一生有两副牙齿,即乳牙和恒牙。乳牙有 20 颗,恒牙有 28～32 颗。正常情况下,婴儿出生时,在婴儿的颌骨内有 20 个乳牙牙胚和部分恒牙牙胚,这些牙胚按一定的时间顺序依次萌出,同名牙齿下颌牙比上颌牙早萌出,左右对称萌出,女孩比男孩牙萌出略早。

多数情况下,乳牙在婴儿出生 6～8 个月后开始萌出,下乳牙中切牙先萌出,2 岁半左右第二乳磨牙萌出,乳牙全部萌出完成建合。儿童 6 岁左右开始换牙,乳牙逐渐脱落,恒牙逐渐萌出,6 岁左右开始萌出第一颗恒牙,俗称"六龄齿",11～14 岁萌出第二恒磨牙,大多数人在 17～23 岁甚至更晚萌出第三磨牙,俗称"智齿"。

✿ 牙齿的组成及结构包括哪些?

根据形态学分类,牙齿由牙冠、牙根及牙颈组成。根据组织学分类,牙齿由牙釉质、牙骨质、牙本质及牙髓组成,前三种是硬组织,后一种是软组织。牙釉质覆盖在牙冠表层,呈半透明的白色硬组织;牙骨质是覆盖在牙根表面的矿化硬组织;牙本质是构成牙齿主体的淡黄色硬组织,能够保护其内部的牙髓;牙髓是牙体组织中唯一的软组织,具有营养、感觉及修复等功能。

✿ 口腔健康的标准是什么?

世界卫生组织(WHO)制定的牙齿健康标准有五项,分别是:

1. 牙齿清洁。
2. 无龋洞。
3. 无疼痛感。
4. 牙龈颜色正常。

5. 无出血现象。

❀ 什么是釉质发育不全?

釉质发育不全是指牙齿因受到全身或局部不利因素的影响，导致牙釉质形成和矿化的紊乱，进而造成釉质结构异常。一般无自觉症状，有颜色改变，有窝状或沟状缺损。重症釉质发育不全呈蜂窝状缺损或完全无牙釉质，并有部分牙本质外露，前牙切缘变薄，后牙牙尖部分缺失，有刺激痛。

❀ 什么是牙本质过敏?

牙本质过敏又称牙本质敏感症，指牙齿在受到外界因素，如温度、化学物质及机械损伤等的刺激后迅速出现短暂且尖锐的酸、软或痛等症状。其原因主要是由于牙釉质的完整性受到破坏使牙本质暴露所致。

❀ 如何预防牙齿敏感?

预防牙齿敏感应该注意几点：

1. 选择合格的牙刷，采用正确的刷牙方法及刷牙力度，使用温水刷牙。

2. 尽量避免酸性食物和饮料的摄入。

3. 定期口腔检查、口腔卫生维护或牙周治疗。

4. 有夜磨牙或紧咬牙时佩戴咬合垫，减少因磨牙或紧咬牙引起的釉质磨损。

5. 如有牙齿敏感症状，可用脱敏牙膏替代普通牙膏刷牙。如1～2月后无明显效果，应及时就医。

为什么说扁平苔藓不是癣?

扁平苔藓是不明原因引起的累及皮肤、毛囊、指甲或黏膜的一种慢性炎症性疾病,常发生于口腔,表现为双侧颊黏膜白色网状细纹,可出现糜烂、溃疡、大疱,不可擦除,不具有传染性,伴有烧灼感。扁平苔藓可视为癌前病变。癣是由皮霉菌引起的传染性皮肤病,表面可出现红斑,多层银白色干燥鳞屑。因此,扁平苔藓不是癣。

刷牙的主要目的是什么?

刷牙是控制菌斑形成的基本方法,刷牙的目的在于机械清除牙齿的菌斑、软垢和食物残屑,减少口腔细菌和牙石的形成,保持口腔卫生,从而保证口腔健康,降低牙龈炎和牙周炎等疾病的发生。

如何刷牙才能保护牙齿健康?

选择一把优质的牙刷,如使用保健牙刷、电动牙刷;选用优质牙膏;掌握正确的刷牙方法;养成良好的刷牙习惯,每天至少刷牙3次,每次刷牙至少3分钟。

横刷牙有什么危害?

横刷牙,即用"横拉锯"式的特别用力的刷牙,常把牙齿牙颈部磨出一个缺口,即楔状缺损,轻则可导致牙本质暴露、牙齿敏感、冷热不适、牙根暴露、牙龈萎缩、影响美观,重则可导致牙髓炎、根尖炎、剧烈疼痛或牙齿折断等。因此,横刷牙危害大,起不到维护口腔健康的作用,反而会引起口腔疾病。

❀ 什么刷牙方法能有效清洁牙齿?

选择 BASS 刷牙法，又叫"水平颤动法"，是一种能有效去除龈缘附近及龈沟内菌斑的刷牙方法。选择一款软毛牙刷，让牙刷与牙长轴呈 45°角进入龈沟，并尽可能伸入到邻间隙内，使用较轻的压力，使刷毛在原位做前后方向短距离（不超过 1mm）的水平颤动 10 次，然后刷下一组牙齿，刷牙区域有重叠并覆盖每个牙面，完成牙齿的清洁。

❀ 不正确的刷牙方法有哪些危害?

不正确的刷牙方法可引起牙龈组织损伤，包括牙龈萎缩、牙龈出血等，牙体硬组织损伤，包括牙体磨损、楔状缺损或牙齿敏感等。

❀ 除漱口刷牙外，还有哪些洁牙的方法?

常用洁牙方法有以下几种：

1. 使用漱口液：能减少牙菌斑的形成，清新口气。

2. 牙线、牙签或间隙刷的使用：可清除牙齿邻面的食物、软垢和部分牙菌斑，可预防牙周疾病和邻面龋。

3. 超声波洁牙：去除附着在牙面的牙结石和色素。

❀ 为什么不能使用漱口水代替刷牙?

漱口水可分为药用型和保健型两种，药用型的漱口水指的是具有抑菌作用的漱口水，一般用来治疗牙周病、蛀牙等口腔疾病；而保健型漱口水主要功效为清新口气，清洁口腔环境。因为漱口水并无法完全清除牙齿上的食物残渣和牙菌斑等，只能在刷牙等机械清洁后起到辅助清洁作用，所以漱口水不能代替刷牙。

频繁使用漱口水会造成什么危害？

频繁使用漱口水的副作用有以下四点：

1. 头晕脑胀：有些漱口水中添加了锌，过量的锌可产生一定的毒性，有可能导致莫名其妙的头痛。

2. 恶心胃痛：锌进入肠胃后，可诱发胃痛、反胃、恶心等症状，严重时出现手足颤抖等症状。

3. 致癌风险增加：有学者研究发现，一天内使用漱口水超过三次有致癌风险。因为漱口水含有大量的酒精，长时间在口腔中停留会让酒精变为乙醛，威胁口腔健康。

4. 长期使用药用型的漱口水会引起口腔内正常菌群的失调，产生抗药性。有时会引起过敏反应，使味蕾的味觉降低并抑制唾液的分泌，因此，漱口水需要在医生的指导下使用。

漱口水使用注意事项有哪些？

使用漱口水时需谨慎，如果感觉不适，需停用。长期使用漱口水还会抑制口腔菌群的生长增殖，使口腔菌群平衡破坏，不利于口腔健康。

儿童如何选择牙刷？

为儿童选择牙刷主要注意以下五点：

1. 软毛：牙刷刷毛的柔韧度一般分为较软、中度和较硬三种。儿童选用柔软的细丝牙刷，可避免损伤孩子的牙齿和牙龈。

2. 小头：儿童的牙刷刷头一定要小，能够灵活地在孩子的口腔里上下活动，确保每个位置都能刷到。

3. 粗握柄：儿童的小手还没有足够的灵活，不容易握紧过细的手柄。

4. 清洁：牙刷用完后马上彻底地清洗，以防止大量细菌积留在牙刷上。

5. 更换：牙刷3个月更换一次，如发现刷毛发生弯曲或脱落时，应立即更换牙刷。

什么是保健牙刷？

保健牙刷的标准是牙刷头大小合适，方便扭转和分区洗的实际需要，牙刷柄扁平而直，具有足够的去除污物和按摩牙龈的力量。每组刷毛软中等硬度，有平切或波浪等种类，各组毛间隔距离适当，便于牙刷本身洗涤清洁，易于保持牙刷本身的清洁，刷毛长度相等，且聚集成柱状，适用于牙齿各面洗刷需要，防止刺伤或擦伤牙龈。

牙刷一般可用多长时间？

建议每把牙刷使用3个月，便于口腔清洁及保护牙齿健康。牙刷使用了一段时间以后，牙刷毛会卷曲、破损，牙刷的清洁能力下降，不能很好地保障牙齿的健康和卫生。3个月的时间期限是依据大多数人的牙刷损毁情况得出的数据。

牙签使用注意事项有哪些？

使用牙签应该注意：

1. 使用合格的牙签产品。
2. 使用干净卫生的牙签，避免反复使用。
3. 正确使用牙签，动作轻柔，防止造成牙齿软硬组织的损伤。
4. 小心使用，防止误吞和伤及他人。
5. 牙签最好用于牙间有空隙存在的情况，动作轻柔，将食物剔出后漱口。

✿ 如何使用牙线？

将牙线棒（或将牙线缠绕于两个指头间）放在两颗牙齿之间的牙缝，向牙龈方向轻柔地施加压力，左右拉动牙线，使牙线顺利滑入牙间隙，接着左右拉动牙线，轻柔地上下彻底清洁前、后牙齿的邻面，最后向咬合面把牙线提拉出来。重复以上步骤，直到清洁好每一颗牙的邻面。特别注意避免使用暴力把牙线压进牙间隙，以防牙龈及牙龈乳头的损伤。

✿ 牙膏的主要成分和功能有哪些？

牙膏主要含有以下几种成分：

1. 摩擦剂：是牙膏最重要的成分，其占比最大，是牙膏行使洁牙功能的主要物质。

2. 润湿剂：可防止牙膏在包装中固化变硬，保持膏体光泽性等效能。

3. 表面活性剂：起到发泡作用，有利于对牙齿的清洁作用，容易通过漱口吐出。

4. 甜味剂和香料：保持牙膏的口感，产生不同香型。

5. 其余添加剂：添加氟化物可使牙膏具有防龋功效；添加抗过敏物质可缓解牙齿过敏等。

✿ 如何选用牙膏？

牙膏的选择，首先应选择牙膏摩擦剂在牙膏中占到30%～55%的牙膏，同时根据自己的需求选择不同类型的牙膏，如3岁以下的儿童避免使用含氟牙膏，4～6岁儿童应在成人指导下使用含氟牙膏；血液病患者慎用中草药牙膏；抑菌牙膏、抗过敏牙膏、美白牙膏等则同样需根据使用说明书或在专业口腔医师指导下使用。不可长时间使用同一种牙膏。

目前牙膏中常用的摩擦剂是什么？

牙膏中主要的摩擦剂有碳酸钙、磷酸氢钙、氢氧化铝或水合硅酸（二氧化硅）。

起泡越少的牙膏越好吗？

牙膏好坏并不能通过起泡多少来判断。起泡是起泡剂造成的，而有的牙膏采用含有 SLS 的起泡剂，SLS 会使口腔组织的保护层变干，增加口腔溃疡发生的机率，还有可能会导致牙齿过敏。所以选牙膏建议选择包装上有"不含 SLS"或者"SLS free"标识的牙膏。

含氟牙膏安全吗？

氟化物是天然存在的一种矿物质，牙膏中适量的氟不仅对身体没有危害，还可以强化牙齿釉质并增强其抗酸性，预防蛀牙。因此，只要正确使用正规厂家的牙膏，氟化物是安全的。当然，一般 3 岁以下的小孩建议使用不含氟的牙膏，以防吞咽造成氟摄入过量。

美白牙膏的原理是什么？

美白牙膏的原理主要是通过以下两种方式使牙齿变白：

1. 通过去除牙齿表面污渍，恢复牙齿原有的光泽。

2. 美白牙膏通常是蓝色的膏体，蓝色的色素可暂时附着在牙齿的表面，使牙齿看起来更白。

以上美白效果只是暂时的，牙膏停用后，又会恢复牙齿的本质。

牙龈出血就用某品牌牙膏是否靠谱？

刷牙出血是牙龈炎或牙周炎的早期症状，可能是局部的牙结石造成，刷牙并不能清除牙结石，需要到医院做正规的牙周治疗。有的品牌牙膏虽然止血，但是牙结石依然长期存在，在牙结石长期刺激下，牙龈萎缩、牙根暴露、牙齿脱落，一系列问题接踵而来。因此，刷牙出血最好到医院找专科医生检查和治疗。

❀ 抗敏感牙膏是否可靠？

抗敏感牙膏，对牙齿敏感的人有一定的作用。牙齿敏感的患者，牙齿上可能有破坏或小洞，通向牙髓腔，而牙髓腔有牙神经通过。牙齿表面的破坏及小洞能够将冷热酸甜的刺激传导至牙齿神经，从而引起牙齿敏感和疼痛。抗敏感牙膏可在牙齿表面形成一层保护层，封闭牙齿表面细小的缺陷，从而缓解牙齿敏感。

❀ 舌上有裂纹时为什么要注意口腔卫生？

舌面有裂纹，若裂纹比较深时，裂纹内容易滞留细菌和食物残渣，引发炎症，表现为疼痛，特别是遇机械刺激或遇酸、冷、热等食物时疼痛明显。因此，建议注意保持口腔清洁。

❀ 舌头发白是什么问题？

舌头发白可能是口腔的唾液分泌或气管内痰液分泌增多，软化了舌头的角化细胞或角化不全细胞，使细胞肿胀且不易脱落；加上舌组织水肿和淋巴回流障碍，舌面上老的角化细胞不脱落而新的角化细胞又增加堆积，所以舌质肿胖，舌苔白厚而腻。临床上常见于部分胸腔积液、腹水、慢性肾炎及哮喘、慢性支气管炎及支气管扩张等患者。

✿ 舌头发黄是什么原因?

舌头发黄多是体内湿热所致。临床多见于急慢性胃肠炎、胆囊炎及尿毒症等病人的舌象。

✿ 舌头发黑是什么原因?

舌头发黑通常是舌苔发黑导致的。舌苔发黑一般是口腔卫生不良,舌苔生长过旺,导致细菌在上面聚集,又或者被食物染色,多见于经常吸烟、喝咖啡或浓茶、不注意口腔卫生的人群。此外,舌苔发黑也可是多种疾病发展过程中的一种体征,如胃肠燥热、湿热内蕴、寒湿内盛、阴虚及真阴亏损等均可表现为舌象异常。

✿ 舌头发红是什么原因?

舌头发红大多跟上火有关系,另外胃肠道疾病、局部溃疡和微量元素、维生素缺乏及猩红热等也可引起舌头发红。

✿ 舌头红绛是什么原因?

舌头红绛是火热上炎的象征,常见于因感染、中毒、维生素缺乏、脱水、贫血及昏迷等引起的舌头变化。

✿ 舌头青紫是什么原因?

舌头青紫的患者体内大多有瘀血停滞。任何原因引起舌头微血管循环不良,出现青紫,主要机制包括舌静脉瘀血、血流缓慢、血黏度增高、毛细血管扭曲畸形、血管脆性增加、血管收缩痉挛、血中缺氧及血栓阻塞等。与瘀血积滞有关的慢性病包括冠心病、肺心病、慢性肝病、糖尿病、脉管炎、红斑狼疮、妇女痛经及闭经等也可见有青紫舌。

✿ 舌头发麻是什么问题？

一般进食麻辣、酸涩的食物后会有舌头发麻的症状。另外，应用某些药物，如庆大霉素、链霉素等也会引起舌尖和嘴唇发麻，但一段时间后症状会自然消失，这种属于正常现象。如果无缘无故舌头发麻，那就一定要注意了，多与血流缓慢、血黏度增高、微循环改变、局部供血不足或脑供血不足有关，应该尽快去医院检查血脂、血糖、血压及血黏度是否增高。

✿ 地图舌是什么原因？

地图舌是一种浅表性非感染性舌部炎症，主要出现在舌背，有时也见于舌缘、舌腹、舌尖，表现为单个或多个圆形或椭圆形的红斑，可很快扩大或融合，融合后常类似地图的国家边界，故称地图舌。多见于儿童，但任何年龄均可发生，一般无自觉症状。地图舌可能与胃肠功能紊乱、肠寄生虫、B 族维生素缺乏、贫血、情绪不良及病灶感染等有关。

✿ 牙龈出血有哪些原因？

牙龈出血的最常见原因为牙龈的慢性炎症，如牙周炎和牙龈炎。此外，部分系统性疾病，如白血病、血小板减少性紫癜、血友病及慢性肾衰竭等患者在口腔内也可表现为牙龈出血。

✿ 什么是口腔溃疡？

口腔溃疡是在口腔黏膜处出现大小不等、孤立的、圆形或椭圆形浅表性的溃烂点。溃点轻的如谷粒大、重的如黄豆和花生豆大，疼痛明显。反复发作者称复发性口腔溃疡。

口腔溃疡反复发作的原因是什么?

复发性口腔溃疡又称复发性阿弗他溃疡,是口腔黏膜中发病率最高的一种口腔黏膜疾病。复发性口腔溃疡的发作,与胃溃疡、十二指肠溃疡、慢性或迁延性肝炎、结肠炎等消化系统疾病有关。另外与遗传、机体免疫力下降、偏食、消化不良、发热、睡眠不足、过度疲劳、工作压力大及月经周期的改变等亦有关。

如何避免牙齿突然劈裂?

可以从以下几个方面避免牙齿突然劈裂:

1. 注意防止各种意外损伤,如打球、骑车、跑步等运动中摔伤等。

2. 饮食中尽量避免啃咬过硬食物或物体,如吃螃蟹、啃骨头、吃坚果等以及用牙齿开啤酒瓶等。

3. 平时注意观察牙齿有无龋坏、裂缝、酸冷敏感等,若有及时治疗。

4. 杜绝咬物,紧咬牙或夜磨牙等不良口腔习惯,并及时治疗。

5. 经过根管治疗后的牙齿最好及时进行冠修复,以防止劈裂。

如何自我检查口腔?

口腔问题可以自己做一个初步检查,按照从外到内、从上到下、从前向后顺序检查。首先,检查头颈部、面部是否对称,皮肤颜色,有无肿块疼痛,关节是否有弹响疼痛,开闭口是否正常等;其次,检查口腔内硬组织牙列是否整齐,咬合是否正常,牙齿有无变黑、敏感、疼痛、松动、缺损或者缺失;最后,检查口腔其他软组织,牙龈、牙周、舌、口底、颊部、腭部、唇部及咽部等有无色泽变化、肿胀、溃疡、糜烂、皲裂、白色或红色斑、瘢痕及结节等。其他如唾液分泌、口腔异味等也可以自我检查。

❋ 为什么会缺牙?

造成缺牙的原因很多,如增龄性变化导致牙齿缺失、牙周病导致牙齿缺失、龋病导致牙齿缺失、外伤导致牙齿缺失、颌骨的骨髓炎、肿瘤导致牙齿缺失、孕期营养不良及发育畸形等。

❋ 缺了牙怎么办?

缺牙后,无论乳牙还是恒牙都应及时就诊治疗,不治疗除了对口颌系统造成影响,甚至会对全身健康造成危害。常见的修复缺失牙齿的方法有三种,即活动义齿、固定义齿及种植义齿等。

❋ 牙龈出血是什么信号?

一般而言,牙龈出血是牙龈的慢性炎症的表现,可能是牙龈炎、牙周炎等局部因素导致,也可能是全身部分系统性疾病,如白血病、血小板减少性紫癜、血友病及慢性肾衰竭等造成。因此,牙龈出血应予以足够重视。

❋ 牙龈出血怎么办?

慢性牙龈出血者进行系统牙周治疗、维护口腔卫生、去除牙结石及牙菌斑等局部刺激因素。急性牙龈大量出血者应以止血为首要原则,可采取压迫或填塞出血部位、缝扎牙龈乳头及牙龈塞治等方法,必要时可应用合适的止血药物。若怀疑为某些系统性疾病所致的牙龈出血,应及时进行相关检查,如检查血常规、凝血功能及肝肾功能等,并针对相应疾病采取综合治疗措施。

❀ 牙龈出血如何中药治疗？

中药治疗牙龈出血方法如下：

1. 胃热炽盛宜选用清胃散合泻心汤。在服用上述清胃凉血药物的同时，经常吃点鲜枣，喝些绿豆汤，在暑天用西瓜皮煎汤代茶饮，都有助于减轻出血。

2. 阴虚火旺宜选用六味地黄丸、知柏地黄丸、二至丸、茜根散。

3. 中医偏方：花椒醋、地骨皮大黄饮或芦根煎剂等。

❀ 什么是口臭？

口臭一般是指从口腔或鼻、鼻窦、咽等空腔中所散发出的异味或臭气，会对人们社交及身心造成影响。

❀ 导致口臭的因素有哪些？

导致口臭的因素有很多：

1. 口腔疾病，如龋齿、牙龈炎、牙周炎、口腔黏膜炎等。

2. 肠胃疾病，如肠胃炎、胃溃疡、胃酸分泌过多等。

3. 呼吸道疾病，如支气管炎、鼻窦炎、咽喉炎、扁桃体炎、肺囊肿等。

4. 消化道问题，包括消化不良、便秘等。

5. 食用气味浓烈的食物，如烟、酒及蒜、葱、韭菜、臭豆腐等。

6. 服用药物，如镇静药、降血压药、利尿药等。

❀ 有口臭怎么办？

解决口臭问题的方法有：维持口腔卫生，正确、认真刷牙，使用漱口水，减少牙菌斑，养成良好的饮食习惯，少吃刺激性食物，多补充水分，适宜锻炼，可以咀嚼无糖口香糖或使用口气清新的物品。如有呼吸道

（口、鼻、咽）、消化道甚至全身疾病，应及时就诊治疗。

✿ 口臭如何贴敷治疗？

中药穴位贴敷是把中药材研成细粉末，用姜汁、醋等把其调成糊状或软膏，直接贴敷穴位。因身体肠胃湿热、火旺引起的浊毒内生、浊毒蕴结、气机不畅、脉络瘀阻引起的口臭，可把中药吸附贴贴于脚底，因生姜可将身体内的垃圾、寒湿毒素等排除体外，从而使人体恢复健康状态，消除口臭。

✿ 如何防止牙床萎缩？

牙床萎缩包括牙龈退缩和牙槽骨吸收，是牙周炎的主要症状之一。出现牙床萎缩应及时进行系统的牙周治疗，而牙槽骨吸收是不可逆的，所以牙床萎缩重在预防。注意做到以下几点：

1. 定期找专业的口腔医生进行口腔卫生检查及保健。
2. 掌握正确的刷牙方法、养成良好的口腔卫生保健习惯、坚持刷牙、学会使用牙线、间隙刷、冲牙器、漱口水等辅助清洁器械，控制菌斑。
3. 少吃硬物，防止偏侧咀嚼，去除口腔不良习惯。
4. 口腔问题要早发现、早治疗，及时对各种口腔疾病进行处理和治疗。
5. 积极治疗心脑血管等全身疾病。
6. 可学习牙齿保健操，如叩齿、搅海、鼓漱、吞津、按摩牙龈等。
7. 重视自己的工作和生活环境质量，防止污染，避免接触砷、铅等有毒物质。

✿ 为什么牙痛也是病？

广义的"牙痛"可包括以下疾病所导致的疼痛：深龋、可复性牙髓炎、急性牙髓炎、慢性牙髓炎、三叉神经痛、龈乳头炎、急性上颌窦炎及干槽症等。这些疾病不但可导致疼痛，还对口腔和全身健康问题造成很大危害，因此"牙痛"是病，出现牙痛应尽快治疗。

❋ 牙痛有特效药吗？

牙痛的原因有很多种，如牙髓炎和牙周炎等。只有到医院确诊病情，做到对症治疗才能止痛，不能一直使用偏方或服用消炎药、止疼药等。

❋ 生活中如何预防牙痛？

预防牙痛，首先要有效预防蛀牙、防止牙龈萎缩和保证牙龈清洁。生活中做到以下几点：

1. 减少或消除病原刺激物。做到正确刷牙，刷牙可以清除口腔中的大部分细菌，减少菌斑形成，尽可能做到早、晚各刷一次、饭后漱口。睡前刷牙更重要，因为夜间间隔时间长，细菌容易大量繁殖。

2. 多吃粗糙硬质和含纤维质的食物。硬质食物需要充分咀嚼，既增强牙周组织，又能磨擦牙齿咬面，使窝沟变浅，有利于减少窝沟龋。

3. 适当限制糖与甜食的摄取量，少吸烟，保持口腔清洁。

4. 每年检查一次牙齿。

❋ 减轻牙痛的方法有哪些？

减轻牙痛的方法有很多，比如：

1. 服用去痛片、牙周康、甲硝唑等。

2. 麻醉法。

3. 咬花椒、咬橙子、咬丁香花、咬茶包、咬芦荟果肉等。

4. 用水磨擦合谷穴（手背虎口附近）或用手指按摩压迫。

5. 用盐水或酒漱口几遍。

6. 温盐水漱口，认真刷牙。

7. 若遇冷缓解可用冰袋简短冷敷患部。但想要彻底解决牙痛，最佳方法是及时就诊治疗。

牙痛可以通过艾灸治疗吗？

可以。艾灸方法：取艾条点燃，在穴位（颊车、下关、合谷、内庭、太冲等）上熏灸 15 ~ 20 分钟，温度以温热为宜，痛不止可一日多次。要注意穴位的准确性，以保证艾灸的效果。另外，对于过饱、过饥、过劳、醉酒、大渴、情绪不稳等及某些疾病患者，不能使用灸疗。

牙痛如何指压治疗？

牙痛可以用按摩方法：用手指按压、搓揉穴位（颊车、下关、合谷、内庭、太冲、足三里、曲池穴、四白、翳风及地仓）5 ~ 10 分钟，可以快速缓解牙痛。

牙龈起脓疱是什么病？

牙龈起脓包可由牙髓炎、牙龈炎、牙周炎、根尖周炎、牙髓牙周联合病变、智齿冠周炎及颌骨囊肿等疾病造成。

牙齿松动是何因？

牙齿松动可由多种原因引起。主要有两大方面的原因：

1. 牙根周围组织的改变，牙周病、咬合创伤、牙外伤、根尖周炎、夜磨牙及紧咬牙的不良习惯。

2. 牙根本身的吸收变短，牙根生理性和病理性的吸收。其他还有如女性激素水平变化导致的牙齿松动、牙周手术后牙齿松动、正畸过程中牙齿松动及颌面部外伤导致的牙齿松动等。

🔬 牙齿松动怎么办？

牙齿松动应及时找到病因，对症治疗。

1. 由牙周炎引起的，应进行专业系统的牙周治疗。
2. 由于咬合问题引起的，需要进行调整咬合，去除不良习惯等因素。
3. 由外伤引起的，进行复位、固定等。
4. 由根尖周病引起的，进行根管治疗。
5. 若是因牙周手术后、女性激素水平改变、正畸过程中引起的牙齿松动，一般无须特殊处理，注意观察，维护好口腔卫生。
6. 乳牙替换时的牙齿松动是正常的表现，无须特殊处理。
7. 由牙根病理性吸收引起的，应及早就诊治疗，以尽量保住患牙。

🔬 口腔内出现瘘管怎么办？

瘘管是指因脓肿引起的连接于体外与有腔器官之间或两个有腔器官之间的病理性管道。口腔内瘘管常因根尖周炎、牙周炎、智齿冠周炎、牙槽脓肿等引起，产生瘘管若不及时就诊，则会经常发作，引发疼痛，脓液不断从瘘管中排出，不但产生恶臭，吞咽后还会影响消化系统，危害身体健康。长期排脓导致瘘管经久不愈，还会增加炎症扩散的风险，有可能造成张口困难，颌面部畸形，甚至引发全身感染，危及生命。因此，出现瘘管应及时就诊治疗。

🔬 吸烟对口腔健康有什么危害？

吸烟对口腔健康的危害巨大，烟中的尼古丁等物质会刺激口腔内组织，使唾液中免疫球蛋白量显著降低，造成局部抵抗力下降。吸烟可引起多种口腔疾病：牙齿着色、增加患龋机会、口臭、牙周病、口腔白斑、影响创口愈合等，严重的甚至可引发口腔癌症。因此，吸烟对口腔健康有百害而无一益。

✿ 洗牙后为什么要做牙面抛光？

由于在经过洁治后，牙齿表面并不光滑，经常会有遗留的色素和肉眼难辨认的细小牙石，在唾液中钙盐成分的催化下，牙石反而会比以前更快沉淀，必须抛光牙面，使牙面光滑，才不易沉积色素和牙石。

✿ 牙齿磨损的原因有哪些？

牙齿磨损主要是指由机械摩擦作用造成的牙体硬组织渐进性丧失的疾病。造成牙齿磨损的原因包括：釉质、牙本质发育和矿化不良；咬合关系不良，咬合力负担过重；有硬食习惯。夜磨牙、紧咬牙等口腔不良习惯；一些全身性疾病，如胃肠功能紊乱、神经官能症或内分泌紊乱等。

✿ 引起牙齿变色的原因有哪些？

引起牙齿变色的原因分为外源性和内源性。外源性原因是指在牙釉质以及露出的牙本质表面，因为色素、牙垢的沉积而引起牙齿变色，如茶、咖啡、红酒、可乐、酱油、烟等含深色素的食物导致的变色。内源性原因是指氟斑牙、四环素牙等牙釉质发育不全及牙髓坏死、变性等牙髓病变引起的变色。

✿ 如何防止牙菌斑的形成？

防止牙菌斑形成可以从以下五个方面进行预防：

1. 建立良好的口腔卫生习惯，掌握正确的刷牙方法，坚持进食后立即清洁牙齿，每天至少刷牙 3 次，每次至少 3 分钟，认真清理口腔内环境。

2. 除了使用牙刷，辅助使用其他工具，如牙签、牙线、间隙刷、冲牙器等，以清除牙根分歧、牙颈凹面、磨牙远中面等部位的牙菌斑。

3. 有规律地使用漱口水等抑菌药物，如复方洗必泰漱口液。

4. 使用含氟制剂，如含氟牙膏。

5. 定期到医院进行口腔检查。

运舌有什么好处？

运舌也称"揽海"，古代医家十分推崇。经常运动舌头可以使舌体肌肉强壮、发达，防止舌体萎缩；可以预防口腔唾液腺萎缩，促进大小唾液腺分泌，治疗口腔干燥综合征或口水减少等疾病，唾液腺体分泌量增加，有滋润胃肠、健脾的作用，达到强身健体的目的；可以增加舌体灵活性，间接对大脑进行刺激，防止大脑萎缩。

鼓漱有什么好处？

鼓漱就是用叩齿后口中产生的津液漱口并咽下，是一种简单有效的保护牙齿的方法。首先，"鼓漱"可以增加唾液腺的分泌，防止腮腺、颌下腺、舌下腺及黏液腺等唾液腺萎缩，治疗口腔干燥综合征或口水减少等疾病，其中腮腺分泌的腮腺素被证明具有抗衰老的活性。其次，鼓漱能锻炼口唇、双颊部肌肉组织，使面颊部软组织丰满，防止其塌陷，具有美容、保健作用。同时鼓漱能清洁牙齿及口腔黏膜，增强口腔的自洁作用，提高牙齿的抗病能力。经常鼓漱还可以使五脏邪火不生，气血流畅，百脉调匀。

❀ 叩齿有什么好处?

叩齿就是空口咬牙,是一种较常见的牙齿保健方法。适宜的叩齿可刺激牙周组织,促进血液循环,改善牙齿的营养供应,增强牙周组织的抗病和再生能力,增加牙齿的自洁作用,提高牙体本身的抵抗力。经常叩齿,锻炼面部肌肉,并维持其丰满度,具有美容、保健作用。叩齿时,嘴、舌充分活动,血液循环加快,这对延缓面部皮肤衰老大有裨益。在叩齿过程中,还能增加唾液腺的分泌,防止唾液腺萎缩,促进消化吸收,灌溉五脏六腑,滋阴降火,生津补肾,润泽肌肤毛发,滑利关节孔窍。但如果长期叩齿用力过大,则会加重牙齿表面磨耗,有可能造成牙齿松动、疼痛、劈裂,并容易出现肌肉酸痛等症状,引发颌颞下颌关节炎,加重牙病等情况。

❀ 舌头运动养生六方法?

中医认为,我们的舌头和内脏有很大的联系,舌头的锻炼能加强内脏的功效,比如舌尖对应心肺,舌根对应脾胃,现就舌头运动养生的方法总结如下。

方法一:舌抵上腭。静坐闭目冥心,舌尖轻舔上腭,凝神静气,调和气息。用舌尖轻轻抵住上腭,再用舌尖在上硬腭处正反转圈各36次。当唾液充满全口后分3次咽下。咽时要汩汩有声,直送下丹田。久行此法,五脏邪火不炎,气血流畅,百脉调匀,有益寿之功。

方法二:赤龙搅海。用舌尖舔摩内侧齿龈,从左至右,由上至下,紧贴上下牙龈转圈,正反各36圈,然后,再用舌尖舔摩上唇颊侧和下唇颊侧36圈,顺序同上。当唾液充满全口后分3次咽下。此法久之可固齿,健脾胃,轻身祛病。

方法三:鼓漱华池。口唇轻闭,舌在舌根的带动下在口内前后蠕动共36次。当有津液生后要鼓漱有声,唾液充满全口后分3次咽下,并用意念引入丹田,此谓"玉液还丹"。此法玉液灌溉五脏,润泽肢体,久之身轻体健，步履轻捷。

方法四：赤龙吐芯。把口张大，舌尖向前尽量伸出，使舌根有拉伸感觉，当舌不能再伸长时，把舌缩回口中，一伸一缩共 36 次。唾液充满全口后分 3 次咽下。此法利五脏，久之可回春驻颜。

方法五：张口结舌。张大口，伸长舌，口中如有津液生后可仰头咽下，心中默数 81 个数后收功。久行此法有通气、消食、驻颜、去皱之效，对面部神经疾患也有疗效。

方法六：揉搓舌柱。先将舌体向上翘起，以暴露舌柱，再用一手拇、食指两指端，伸入口内捏住舌柱做轻轻揉动，片刻即止。久行此法具有疏通心络，清热生津的作用。

练舌保健法每日早、中、晚各做一次，久之可加强内脏各部位的功能，使人容光焕发、青春永驻。

🔬 口腔疾病如何影响全身健康？

口腔疾病通过神经、血管、消化、心理及细菌感染等途径，不仅能引起相关组织器官的疾病，还会对全身健康造成威胁，产生如心脏病（包括感染性心内膜炎、风湿性心脏病、冠心病、心律失常、心肌梗死）、呼吸道疾病（如慢性支气管炎、肺气肿等）、糖尿病（如重度牙周炎是糖尿病病人血糖增高的危险因素之一）、胃肠道疾病（如胃溃疡、慢性胃炎等）、脑血管疾病（如脑梗死、动脉粥样硬化等疾病），严重危害人体健康。

🔬 口腔疾病与呼吸道疾病有什么关系？

研究发现，牙龈疾病和严重的呼吸疾病，如慢性支气管炎、肺气肿之间具有联系。口腔里牙齿和牙龈不好，会影响肺的功能。如果口腔护理不当，细菌在口腔中会越积越多，有可能引起严重的下呼吸道感染病的可能性就越大。

口腔疾病与糖尿病有什么关系？

内分泌系统疾病中，糖尿病与口腔关系最为密切。非胰岛素依赖型糖尿病患者患牙周病的几率比正常人大 3 倍，糖尿病患者全口无牙的可能性比健康人高出 15 倍，糖尿病患者牙周感染更普遍、更严重。糖尿病易造成牙龈炎、牙周炎、牙龈红肿出血、龈缘肉芽组织增生、牙周脓肿、舌色深红肿大，并可发生沟裂刺痛、口腔异味、口腔黏膜干燥、唇部干裂及腮腺肿大等症状。

口腔疾病会引起哪些心脏疾病？

牙周炎是导致心脏病的原因之一。口腔疾病会引起感染性心内膜炎、风湿性心脏病、冠心病、心律失常及心肌梗死等心脏疾病。研究发现，口腔里的链球菌和牙周病原体可以导致动脉粥样硬化和心脏病发作。同时在患有冠状动脉粥样硬化的病人的血液里发现了口腔链球菌和牙周病病原体。

口腔黏膜病与全身疾病有何关系？

口腔健康与全身健康关系密切，很多全身性疾病常伴发或首发口腔黏膜病变，如：急性传染病，麻疹早期即可在口腔颊黏膜腮腺导管开口的附近出现麻疹黏膜斑，猩红热可出现杨梅状舌，再发于颈部及扩展至上、下肢及躯干等；人类免疫缺陷病毒（HIV）感染时，几乎所有的口腔黏膜病损均可在艾滋病患者口腔黏膜上出现；血液病，贫血及白血病患者的口腔黏膜均可出现口腔溃疡等口腔黏膜病损；内分泌系统疾病，糖尿病患者经常会出现系列口腔问题，念珠菌感染的几率较正常人高，扁平苔藓患病率增高，炎症加重且不易愈合；消化道溃疡、慢性胃炎等与口腔溃疡的发作也关系密切。

如何理解口腔病灶的感染？

口腔病灶感染是指口腔牙齿或牙周组织的疾病，它能引起身体中其他器官的感染，如眼病、关节炎、心内膜炎、肾炎及某些皮肤病。感染途径可以通过血循环或淋巴管，或者细菌本身到达其他器官，以及细菌所产生的毒素发生作用。

口腔病灶感染的发生机理是什么？

口腔病灶感染的发生机理分为两类：

1. 微生物由感染灶释出，通过血液播散或淋巴播散。

2. 菌毒素或毒性产物通过血流或淋巴管道由感染灶到达远离部位，在这些部位产生变态反应。

目前对口腔感染的危害性认识有哪些新的进展？

近年来，大量研究表明，口腔感染和全身性多种疾病之间存在联系，这些疾病包括心脑血管疾病、呼吸道疾病、糖尿病、骨质疏松症、早产/低出生体重儿以及最近提出的胰腺癌、代谢综合征、慢性肾脏疾病、类风湿性关节炎及一些神经退行性病变（阿尔茨海默病）等。人们对于局灶性感染概念，即口腔细菌引起的全身性反应的认识再次发生改变。

唾液是怎么产生的？

唾液是由口腔唾液腺分泌的一种混合液体的总称，其主要成分为水，其所含主要有机物有黏蛋白、球蛋白、唾液淀粉酶等，无机物有钾、钠、钙、氯化物等。正常成人每天的唾液分泌量为 1000～1500mL，其中绝大多数来自于人体的三大唾液腺，下颌下腺约占 60%～65%，腮腺约占 22%～30%，舌下腺约占 2%～4%。

怎样进行口腔自我检查?

口腔问题自查包括:

1. 可通过检查刷牙时刷毛是否粘有血迹,咀嚼食物时食物上是否有血迹来判断是否患有牙龈炎。

2. 牙齿有不同程度的松动,牙根暴露或牙龈红肿、有脓,可判断已发展到牙周炎。

3. 口腔有严重的口腔异味,判断可能有牙周炎。

4. 对着镜子看到有蛀牙,说明牙齿健康有问题。

5. 可明显看到牙结石和牙渍,说明口腔清洁方面存在问题。

6. 有牙痛,判断可能是牙龈炎、牙髓炎或牙周炎的症状。

7. 对冷热刺激食物有酸疼的反应,说明牙齿出现过敏现象。

8. 牙表面出现裂痕,缺乏光泽,说明牙齿开始出现釉质流失,牙齿出现矿化。

如果发现自己的牙齿出现以上 1~3 个症状,说明您的口腔或牙齿已经处于亚健康状态,要及时预防,以防止口腔疾病进一步恶化;如果出现 3~6 个症状,说明您的口腔及牙齿已经处于非健康状态,必须尽快治疗;如果出现 7~8 个症状,说明您的口腔牙齿已经处于非常不健康的状态,必须马上进行有效治疗。

口腔反复溃疡是怎么回事?

口腔反复溃疡主要是因为黏膜的循环障碍、代谢功能紊乱、免疫力低下、饮食不当、营养不均衡及缺乏维生素特别是微量元素锌等诱发口腔内的菌群失调,从而导致溃疡反复发生。

口腔溃疡长期不愈该怎么办?

大多数口腔溃疡在 7～10 天后会自愈。如果超过两周仍未自愈或者反复发作则需要及时到医院就诊,如使用止痛剂、防护软膏、中药制剂和抗菌漱口水等。对于症状较重或较长时间不能愈合的患者需辅以全身治疗,对症予以口服中药调养或采用免疫抑制剂来进行治疗。

在患口腔溃疡期间,饮食、生活习惯也要改变,多吃水果蔬菜,多喝温开水;避免高温、辛辣或酸性食物和饮料,以免刺激口腔引起疼痛;保持心情舒畅和良好的口腔卫生。此外,长期反复口腔溃疡应及时确诊是否合并其他系统相关疾病。

引起舌痛的原因是什么?

舌痛是指部分或全舌等不同部位有灼痛、辣痛、麻痛及涩痛等感觉的一种病证。可由系统病引起,如贫血、糖尿病、肝病、硬皮病、营养不良、维生素缺乏、慢性酒精中毒及肿瘤等。局部性因素如牙齿锐利边缘、不良修复体、长期伸吐舌自检、微生物感染、牙膏及药物等刺激因素。另外为神经精神因素,如三叉神经舌支和舌咽神经痛也会引起舌痛。

口腔黏膜有红斑是什么问题?

口腔黏膜上出现鲜红色、天鹅绒样斑块,在临床和组织病理学上不能诊断为其他疾病的一种口腔黏膜斑纹类疾病,较少见,属于癌前病变,预后不良,多见于中年男性,应与局部感染所致的炎性充血鉴别。如在消除了所有可能的创伤及感染因素后超过两周,红色病损仍无消退,应尽快到医院就诊。

哪几种情况白斑容易癌变？

白斑属癌前病变，具有潜在恶变的可能，但不能认为白斑就一定会癌变。

1. 根据临床类型，均质型不易恶变，疣状型易恶变，而颗粒型和溃疡型的恶变率则较高。

2. 根据病变部位：发生于口底—舌腹、颊黏膜在口角区的三角形区域、软腭复合体是较易发生恶变的危险部位。

3. 吸烟情况：通常吸烟时间长、吸烟量大者，其白斑癌变的可能性也比较大。

4. 组织病理：病理检查表现有上皮不典型增生者更易发生癌变。

5. 白斑合并白色念珠菌感染时，有更大的恶变倾向。

6. 病因不明的女性患者，尤应预防其发生恶变。

7. 对病变时间较长、自觉症状较重、有刺激痛或自发痛的病人也应引起足够的重视。

牙齿的残根如何处理？

一般牙龈残根可以进行如下处理：

1. 乳牙的残冠、残根，可引起根尖周炎或影响恒牙的萌出时，应予拔除。

2. 恒牙的残冠、残根，根尖周病损较大，牙周情况不良，或对口腔黏膜有长期慢性刺激时，应予拔除。

3. 牙周情况较好、根尖周病损不大的残冠，可以先进行彻底的根管治疗，然后通过根管打桩进行修复，最后进行全冠修复恢复其外形和功能。

4. 牙周情况较好、根尖周病损不大、牙根粗壮的残根，可先予以彻底的根管治疗，后进行桩冠修复，或保留进行覆盖义齿修复。保留残根有利于义齿的固位及增加义齿的稳定性，提高修复效果。

✿ 什么是牙隐裂?

牙隐裂指因牙齿结构发育不良、创伤性咬合力等多种因素导致的牙冠表面的非生理性细微裂纹，常见于上颌第一磨牙。牙隐裂初期，一般患者自觉进食冷热食物或咬到硬物时引发一过性疼痛。若隐裂未得到及时治疗，继续发展到牙髓时，可出现牙髓炎的症状。因此，牙隐裂要尽早发现尽早治疗。

✿ 如何预防牙隐裂?

牙隐裂主要以预防为主，早发现和及时治疗。可通过以下几方面进行预防:

1. 养成良好的生活饮食习惯，少咬硬性食物。
2. 嚼硬食物时，禁用暴力，速度宜缓。
3. 定期进行口腔检查，若发现过锐、过陡的牙尖，可做适度调磨消除。
4. 防止运动性损伤。

✿ 如何治疗牙隐裂?

牙隐裂治疗的目的在于防止隐裂加深，维护牙齿的正常功能。首先，可预防性调合、充填，过锐、过陡的牙尖要进行调磨，然后对龋病、牙体缺损、牙列缺损、牙列不齐、不良习惯等进行对症治疗，如有重度深覆合、牙齿重度磨损，特别是有夜磨牙情况的患者，可配戴咬合垫。必要时对隐裂牙进行全冠修复，可以起到良好的保护作用。

吃东西塞牙是怎么回事？

很多人在进食后会出现被食物残渣塞住牙缝的现象，使牙齿和牙龈感到肿胀不适，这种情况叫塞牙。临床将其叫作食物嵌塞。塞牙是牙科的常见病，该病患者多为牙周炎患者或中老年人。塞牙会使人感到难受不适，且嵌在牙缝中的食物残渣在口腔细菌的作用下发酵，产生酸性物质，会引起口臭。长期嵌塞还会引起牙龈炎、牙周炎及牙齿松动等口腔疾病。因此，食物嵌塞应及时处理。

造成塞牙的原因主要有以下几种：

1. 个别牙齿的缺失。当个别牙齿有缺失，患者又未能及时安上假牙，那么与缺损牙齿相邻的牙齿就会发生倾斜移位，使该牙与其他牙齿之间的缝隙增宽，从而造成塞牙。

2. 生理性的牙龈萎缩。老年人的肌肉组织退化可引起生理性的牙龈萎缩，从而使牙齿之间的缝隙增宽，造成塞牙。

3. 病理性的牙龈萎缩。牙龈炎、糖尿病等疾病可使原来填在两牙之间的牙龈乳头萎缩，从而留下一个空间，使食物在咀嚼过程中水平地嵌塞进去。

4. 龋齿。当龋齿发生在两牙之间时，就可使牙缝增大，造成塞牙。

5. 牙齿表面磨损过多。

牙齿磨损的原因是什么？

导致牙齿磨损的主要原因有：

1. 牙齿组织结构不完善，牙釉质发育和矿化不良。

2. 咬合关系不良，咬合负担过重。

3. 爱吃粗糙、坚硬的食物。

4. 口腔不良习惯，如咬紧牙、夜磨牙、偏侧咀嚼、以牙咬物等。

5. 全身性疾病，如胃肠功能紊乱、神经官能症或内分泌紊乱等。

✿ 牙齿变色的原因是什么?

引起牙齿着色的因素有很多:

1. 牙齿发育过程中各种遗传和环境因素导致的变色,如氟牙症、釉质发育不全、四环素染色牙、遗传性乳光牙本质等。

2. 牙齿的各种疾病,如龋齿、牙髓坏死等。

3. 牙齿表面牙石色素沉积导致。

✿ 楔状缺损是什么?

楔状缺损是指牙齿颈部硬组织缓慢消耗而形成的缺损,尖牙及前磨牙唇侧多见,通常由不正确的刷牙方法、经常用力横刷牙造成,会引起牙齿敏感、冷热刺激不适等症状。

✿ 什么是牙本质过敏?

牙本质过敏又称牙本质敏感,是牙齿受到冷、热、酸、甜、摩擦等外界刺激而引起的短暂尖锐的酸痛症状。牙本质过敏可由牙齿隐裂、牙齿折裂、楔状缺损、龋病及牙周疾病等造成。

✿ 牙本质过敏怎么办?

出现牙本质过敏,应及时就诊,寻找病因,对症治疗。积极维护口腔卫生与健康,可使用脱敏牙膏,采用正确的刷牙方法,平时减少冷热刺激,少吃硬物。

✿ 什么是四环素牙?

四环素牙是指牙齿在发育过程中因母亲或儿童服用四环素族药物,药物沉积于牙本质及牙釉质中，使牙齿出现黄色、棕褐色、深灰色等颜色改变的疾病。

❀ 四环素牙有哪些临床表现?

四环素牙主要导致牙齿颜色改变，呈黄色荧光，以后逐渐由黄色变成棕褐色或深灰色。一般前牙比后牙着色明显，乳牙着色又比恒牙明显。

❀ 四环素牙如何预防?

为避免四环素牙的发生，母亲妊娠期与哺乳期及婴幼儿，包括 8 岁以前的儿童，应尽量避免或不使用四环素类药，包括四环素、土霉素、甲稀土霉素、金霉素、去甲金霉素及强力霉素等。

❀ 什么是氟斑牙?

氟斑牙又叫斑釉或氟牙症，是由于氟摄入过多而导致的牙齿釉质发育不全，多由饮水中含氟量较多导致。轻型氟斑牙，牙齿呈白垩色。中度氟斑牙，牙齿出现黄褐色或暗棕色斑块。重度氟斑牙，牙齿除了颜色变换，甚至出现线状、窝沟状的缺损。

❀ 如何正确应用氟化物?

氟化物的应用分为两大类：一类是全身应用，包括饮水加氟（<1mg/L）、食盐加氟、牛奶加氟及氟片、氟滴剂等；另一类是局部应用，包括含氟牙膏、含氟漱口液、局部涂氟、含氟涂料、含氟泡沫及含氟凝胶等。

对于儿童，含氟牙膏应在家长的监督下认真使用，若儿童有吞咽习惯，为防止氟摄入过量或急性氟中毒，甚至可以使用不含氟的儿童牙膏，特别是 3 岁以下儿童。

对牙齿有结构缺陷的部位、脱矿或有其他指征指示为中度到重度患龋病危险性的儿童或龋齿非常严重的儿童，应到医院涂氟。

对于环境含氟较多（高氟）地区，如水源氟含量较多，各种氟化物不宜使用。

✿ 什么是牙釉质发育不良？

牙釉质发育不良是指一种在牙釉质在发育或钙化时，因各种因素所导致的牙釉质发育异常如颜色改变、矿化不良或缺损等的疾病。

✿ 牙釉质发育不良的原因是什么？

牙釉质发育不良，常与婴幼儿的全身疾病或营养障碍等有关，并且其患病时期与牙釉质发育不良的部位相关。

✿ 如何预防牙釉质发育不良？

牙釉质发育不良是牙齿发育障碍导致，因此，积极关注婴幼儿健康状况，保证其维生素和矿物质等营养的摄入，积极治疗相关疾病是预防牙釉质发育不良的关键。

✿ 如何治疗牙釉质发育不良？

牙釉质发育不良的患者，应更加注意维护口腔卫生，预防龋病的发生。若缺损较小，可采用复合树脂修复。若缺损较大、牙齿外形明显异常，可采用贴面或全冠修复。

✿ 什么是磨牙症？

磨牙症是指人在非生理功能状态下，即睡眠或醒着时，有无意识的上下牙齿彼此磨动或紧咬的行为。由于牙齿磨动时常伴有"咯吱咯吱"的声音，通常也叫"咬牙"。又因它多发生在夜间睡眠时，也叫"夜磨牙"。

磨牙症有什么危害?

磨牙症会导致牙釉质过度磨耗，使牙本质暴露。轻者会导致牙齿对冷、热、酸、甜等刺激敏感；重者则会导致牙髓炎、牙髓坏死等。另外，夜磨牙还会导致颞下颌关节受损，引起面痛和头痛。还有可能造成牙颌畸形，影响身心健康。

睡觉磨牙怎么办?

出现睡觉磨牙，应该及时纠正治疗：

1. 养成良好的生活习惯，规律起居，合理安排工作，劳逸结合，且睡前不做剧烈运动。

2. 通过按摩、咀嚼训练、心理暗示、使用肌松弛仪等消除咀嚼肌紧张情况。

3. 通过正畸、使用颌垫等治疗，建立咬合、咀嚼肌和颞下颌关节的平衡关系。

4. 小儿若患有蛔虫病时，可以应用驱虫药物及相关办法调理。

睡觉磨牙的预防及治疗应从病因入手，对症治疗才能收到好的效果。

面部危险三角区指的是什么位置?

面部危险三角区是指两侧口角至鼻根连线之间所形成的三角形区域。该部位血管丰富，且此区域的面静脉无静脉瓣。当该区域出现疖、痈等细菌感染时，易在面前静脉内形成血栓，或当人们挤压疖排脓时局部压力增大，影响正常静脉血回流，大量的细菌经眼静脉、面深静脉和翼静脉丛与海绵窦交通，将面部炎症传播到颅内，进而引起颅内感染，甚至可引发败血症、毒血症等疾病，危及生命。

❋ 颌下淋巴结经常肿大和疼痛的原因是什么？

颌下淋巴结经常肿大和疼痛的原因较多：

1. 炎症：包括急性淋巴结炎和慢性淋巴结炎。当口腔、头颈部和呼吸道等身体某一部位发生感染时，细菌及其毒素随淋巴液经过淋巴结从而导致淋巴结群的肿大和疼痛。

2. 结核：如结核性淋巴结炎。可为原发性或继发于肺部、腹腔的结核病灶。

3. 转移性恶性肿瘤：原发于头颈部的病灶，如鼻、鼻窦、口、面部的恶性肿瘤常侵及下颌下淋巴结而引起颌下淋巴结肿大。

4. 恶性淋巴瘤：非霍奇金淋巴瘤。

5. 其他如巨大淋巴结增生、假性淋巴瘤、反应性增生、坏死性淋巴结炎、急性白血病、慢性淋巴细胞性白血病、结节病、传染性单核细胞增多症、血清病等也会出现淋巴结肿大疼痛的临床症状。

❋ 什么是口腔癌前病变及如何治疗？

口腔某些良性病变容易出现细胞异常增生，具有恶性变化倾向，这些异常增生具有癌变倾向又不能成为一种独立性疾病的病变称为癌前病变。口腔黏膜白斑为常见的口腔癌前病变。

对于口腔癌前病变的诊治原则是早发现、早诊断、早治疗。要注重饮食，保证营养，健康、规律地生活，保持良好的精神状态，保持口腔卫生，去除局部刺激因素，如拔除残根、残冠，拆除不良修复体。戒除所有的不良习惯与嗜好，如戒除烟酒、不进食过热食物、少吃辛辣食物、纠正单侧咀嚼习惯等。大部分病因简单、病情较轻的口腔癌前病变，在去除病因后，或经相应的药物治疗或手术治疗后，常可得到控制或消失。

❈ 经常吃太烫、太辣食物会引起口腔癌变吗？

口腔癌变即口腔内组织细胞分化和增殖异常、生长失去控制、具有浸润性和转移性等生物学特征，其发生是一个多因素、多步骤的复杂过程，分为致癌、促癌及演进三个过程，与吸烟、感染、职业暴露、环境污染、不合理膳食及遗传因素密切相关。

经常吃太烫、太辣食物相当于长期给口腔一定的物理性和化学性的刺激，而长期的不良刺激就容易使组织形状发生改变，继而细胞发生突变引起口腔癌变，甚至引起如食管癌等其他消化道的疾病。

❈ 导致唇腭裂的原因是什么？

唇腭裂主要由遗传因素和环境因素联合作用导致。

1. 遗传因素：直系亲属中有唇裂畸形者，其后代的唇裂发生率比亲属中无唇裂畸形者要高。

2. 环境因素：妊娠前三个月内，母体受到营养缺乏、感染、损伤、内分泌异常、精神创伤、药物或物理损伤及烟、酒等因素的干扰，影响胚胎颌面部的生长发育。

❈ 唇腭裂如何防治？

已婚妇女应该注意全身健康，重视检查，有疾病及时治疗，孕期注意胚胎发育的监测，做到营养均衡、情绪稳定、远离辐射及防范病毒。

唇腭裂需进行序列治疗，即除了手术治疗以外，从患者出生到长大成人，随着生长发育的每一阶段，由多学科专家按一定顺序综合系统地治疗其相应的形态、生理及心理缺陷。

✾ 什么是牙龈瘤？

牙龈瘤是牙龈上特别是龈乳头处局限生长的炎性反应性瘤样增生物。牙龈瘤一般由残根、牙结石及不良修复体等局部因素引起，与机械刺激或慢性炎症刺激有关。此外，还与内分泌因素有关，如妇女怀孕期间容易发生牙龈瘤，分娩后牙龈瘤则缩小或停止生长。它来源于牙周膜及牙龈的结缔组织，无肿瘤的生物学特征和结构，故为非真性肿瘤。经治疗预后良好。

✾ 颌骨骨折的症状是什么？

颌骨骨折除了局部疼痛、肿胀、骨断端异常活动或移位、功能障碍等一般骨折症状外，还会造成骨折段移位、咬合错乱、骨折段异常活动、异常感觉、张口受限、影响呼吸和吞咽及视觉障碍等症状。

✾ 颌骨骨折如何治疗？

颌骨发生骨折以后，应尽快到医院治疗。治疗的方法主要是：首先复位，包括手法复位、牵引复位或手术切开复位；然后进行固定，包括单颌牙弓夹板固定法、颌间固定法、颌间结扎固定法、小钢板或微型钢板固定法、颅颌固定法、颌周固定法及加压钢板固定法等。

✾ 什么是颞下颌关节紊乱？

颞下颌关节紊乱综合征是口腔颌面部一系列常见疾病的统称，包括咀嚼肌紊乱疾病、结构紊乱疾病、关节炎症性疾病及骨关节病，主要表现为关节区局部酸胀或疼痛、关节弹响压痛、下颌运动障碍、开口异常，甚至可伴有颞部疼痛、头晕或耳鸣等症状。可由精神因素（如精神压力大）、创伤因素（如外力撞击、突咬硬物、张口过大、喜嚼硬食、单侧咀嚼及夜磨牙等）、咬合因素（如咬合紊乱、过度磨耗及缺牙过多等）及全身等其他因素（如系统性疾病和医源性因素）造成。颞下颌关节紊乱常有自限性，即发展到一定程度会自我限制发展，多数患者经治疗后能慢慢恢复。

如何发现颞下颌关节脱位？

颞下颌关节脱位是指大张口时，髁突与关节窝、关节结节或关节盘之间完全分离，不能自行回复到正常位置的情况。当受到外力撞击或大张口后，发现不能闭口，前牙开合，下颌中线偏向健侧，后牙早接触，或是语言不清，唾液外流，面下 1/3 变长，髁突突出于关节结节前下方，喙突突出于颧骨之下，关节区与咀嚼肌疼痛时，即可能出现颞下颌关节脱位。

什么是面瘫？

面瘫又称面神经麻痹，是一种以面部表情肌群运动功能障碍为主要特征的疾病。表现为患侧面部表情肌瘫痪，前额皱纹消失、口角下垂、面部歪斜、流泪、流口水等症状。

如何预防面瘫？

平时要注意保暖，避免长时间冷风吹面，坚持适宜的运动，多进行面部肌功能锻炼，如抬眉、双目紧闭、鼓腮及努嘴等。每天用热水泡脚，并加以按摩，每天睡前热敷面部，增强体质。避免病毒感染，合理的生活作息，保证充足的睡眠，避免各种精神刺激和过度疲劳，养成健康的饮食习惯，合理搭配饮食，鼓励多饮水等均能有效预防面瘫的发生。

出现面瘫怎么办？

发生面瘫后可采用非手术治疗或手术治疗的方法。非手术治疗：使用抗病毒、营养神经、糖皮质激素、B 族维生素等药物治疗；使用眼罩、滴眼药水、涂眼药膏等保护角膜；面部按摩：电疗、激光等理疗；针灸治疗；手术治疗：在保守治疗 3 个月后面神经麻痹仍未恢复，可采用外科手术治疗。

❀ 什么是三叉神经痛？

三叉神经痛是最常见的脑神经疾病，以一侧面部三叉神经分布区域内反复发作的阵发性电击样、针刺样、刀割样或撕裂样剧烈疼痛。发作多在白天，每次发作时间一般持续数秒、数十秒或 1~2 分钟后又骤然停止。两次发作之间可无任何疼痛症状。

❀ 如何治疗三叉神经痛？

继发性三叉神经痛的治疗，应针对病因治疗，如为肿瘤应做肿瘤切除。对原发性三叉神经痛可采取以下几种方法治疗：

1. 药物治疗：卡马西平、苯妥英钠及中药治疗。
2. 半月神经节射频温控热凝术。
3. 针刺疗法。
4. 封闭疗法。
5. 理疗。
6. 注射疗法。
7. 手术疗法：微血管减压术、病变性骨腔清除术、三叉神经周围支切断撕脱术。
8. 冷冻、激光等治疗方法。

✿ 什么是 OSAHS?

OSAHS 即阻塞性睡眠呼吸暂停低通气综合征，是一种病因不明的睡眠呼吸疾病，表现为：夜间睡眠打鼾伴呼吸暂停，白天嗜睡，夜尿增多，头痛，性格变化和其他系统并发症。由于呼吸暂停引起反复发作的夜间低氧和高碳酸血症，可导致高血压、冠心病、糖尿病和脑血管疾病等并发症及交通事故，甚至出现夜间猝死。因此，OSAHS 是一种具有潜在致死性的睡眠呼吸疾病。

✿ OSAHS 如何防治?

OSAHS 可以通过侧卧，戒烟、酒，减重多锻炼，健康饮食，建立规律的生活习惯来预防。主要通过鼓励减肥、避免长时间仰卧、皮质激素滴鼻、经鼻持续气道正压呼吸、口腔矫治器等非手术方法及扁桃体、腺样体切除术和鼻腔手术、舌成形术、腭垂腭咽成形术、正颌外科等手术方法来治疗。

✚ 第二章 "龋齿"相关问题

❀ 什么是龋齿?

龋病俗称虫牙、蛀牙,是由细菌为主的多种因素引起的牙体硬组织慢性进行性破坏的一种疾病。龋病若不及时治疗,病变继续发展,形成龋洞,牙体缺损逐渐加大,最终导致牙冠完全破坏,可继发引起牙髓炎、根尖周炎,甚至牙槽骨或颌骨炎症。

❀ 龋齿的发病原因有哪些?

现在公认的龋病发病因素为"四联因素学说",主要包括细菌(致龋菌:主要为变形链球菌、放线菌属和乳杆菌及革兰阳性球菌)、口腔环境(食物和唾液)、宿主(牙齿的形态、矿化程度及组织结构)和细菌作用时间(龋病发生需要一个漫长的过程,以上条件同时成立,从龋病初期到形成龋洞一般需 1.5~2 年)。

❀ 为什么常喝饮料易患龋齿?

大部分的饮料呈酸性,饮料中的酸,如碳酸、柠檬酸等可直接对牙齿表面进行酸蚀和破坏,酸性越强,对牙齿的破坏越大;此外,饮料中含糖较多,如蔗糖、果糖及麦芽糖等被细菌分解利用,发酵产酸,引起牙齿龋坏；睡觉前喝饮料、口中常含饮料等不良习惯会增加饮料在口腔中的滞留时间，导致患龋率增加。

为什么口腔干燥易造成龋齿？

唾液对牙齿的代谢和外环境具有重要的影响。唾液具有清理作用，能清洁牙齿表面的食物残渣、牙菌斑和细菌代谢产物；具有缓冲作用，能维持口腔中的 pH 值，使之接近中性；具有抗菌作用，溶菌酶、免疫球蛋白等抗菌因子能抑制细菌；唾液中的钙、磷及氟离子可促进牙齿矿化，抵抗牙齿硬组织溶解的作用。因此，口腔干燥，唾液分泌少、黏稠，易造成龋齿。

为什么吃糖容易引起龋齿？

含糖食物，特别是蔗糖，进入口腔后，为细菌提供营养，合成胞外多糖，促进菌斑形成，使致龋菌大量生长、繁殖及代谢。致龋菌还能分解产酸，降低口腔微环境 pH 值，并产生毒素，酸可以溶解破坏牙的无机物，而一些毒素还能对口腔内的软硬组织造成影响，继而进一步恶化口腔环境，导致牙齿龋坏。

龋齿有哪些临床表现？

龋齿可出现色、形、质缓慢、进行性变化，并出现一些感觉异常。病变部位表面粗糙、光泽消失，早期呈白垩色，之后出现棕黄色或黑褐色，窝沟处可表现为墨浸样改变；出现牙体缺损，甚至崩裂、破碎等；牙体组织硬度下降，质地松软；早期可有敏感，逐渐影响到神经，可出现对冷热刺激一过性敏感及食物嵌塞痛等。

❀ 早期患龋齿的表象特征有哪些?

龋病开始前,软垢堆积,色素沉积,牙结石出现,应该加强口腔卫生或者进行"洗牙"。龋病早期,牙体组织脱矿,出现白垩色变化,牙面可见白色的斑点,继续发展可变为棕褐色斑点或者黑线。此时就应该及时就诊进行治疗,以免龋病继续发展导致牙体进一步破坏。

❀ 自己怎么检查是否有龋齿?

平时可以从牙齿的色、形、质及感觉等方面自我检查是否有龋齿。

1. 观察牙齿颜色改变,是否变黑。
2. 观察牙齿形态改变,是否有牙体组织脱落,甚至大面积缺损。
3. 观察牙齿质地改变,牙面是否失去光泽,变粗糙,甚至变软、变脆。
4. 观察牙面清洁度,牙齿表面堆积较多软垢、色素或牙结石。
5. 注意自觉症状,如遇到冷、热、酸、甜食物时是否有不适的感觉。

❀ 牙齿的哪些部位容易患龋齿?

龋病的好发部位与食物是否容易滞留有密切关系。龋病好发部位包括:窝沟、点隙、邻接面及牙颈部等。如果有牙周病等牙周萎缩的情况,牙根暴露,容易引起根面龋。如果是扭转、重叠、倾斜、伸长等排列不整齐的牙齿,牙齿之间的接触点周围,也容易形成龋齿。

❀ 如何预防龋齿?

养成良好的口腔卫生习惯是预防龋齿的主要方式。进食后用温开水刷牙,早晚各刷牙一次,每次刷牙时间不少于 2~3 分钟,牙刷要 2~3 个月后更换一次。刷牙顺序为:由前向后,由外向里。刷上牙时由上向下刷,刷下牙时由下往上刷，刷咬合面时先来回横刷几遍，刷去牙齿表面的污垢，再上下来回竖刷，使用牙线、间隙刷、冲牙器及漱口水等辅助清洁口腔。注意改正临睡前吃糖或长时间含糖等不良习惯；应用氟化物；儿童时期进行窝沟封闭；多吃粗纤维食物，如蔬菜、水果等有利于清洁口腔；最后定期牙科检查，发现龋齿要及时治疗。

怎样配合医生治疗龋齿？

龋病早发现，早治疗，根据医生制订的治疗方案，谨遵医嘱，分阶段按时就诊治疗，注意口腔卫生，做好口腔健康维护。

如果是儿童需要治疗龋齿，家长应提前进行宣教，做好儿童就诊心理准备，减轻甚至消除其恐惧感，重视儿童第一次的治疗体验，如果患牙较多，可分次治疗，提升儿童治疗感受。

哪些微量元素有防龋作用？

氟具有防龋作用，氟可以使牙齿的硬组织变成难溶于酸的氟磷灰石，增强硬组织的抗酸性能，同时还可以抑制嗜酸菌的滋生，从而抑制口腔内糖类的发酵产酸，起到防龋齿的作用。但如果用氟化物的量过大，轻者牙齿出现斑釉症，重者全身出现氟骨症。此外，钙和磷是构成牙齿和骨骼的主要成分，钙、磷摄入不足或维生素 D 缺乏影响机体对钙、磷吸收时，会使牙齿的抗龋性变差，从而出现龋齿。其他微量元素如硒、镁、镉、铝及铯也对预防龋齿有作用。

龋齿会不会遗传？

龋病是由细菌、环境、宿主及时间四种因素共同作用而造成的；宿主和环境因素中，如牙釉质结构、矿化程度、牙齿形态、牙齿大小及其牙列、牙弓形态、牙齿咬合面裂沟深浅、口腔唾液含量及其缓冲力，以及牙冠凸度的自洁作用等具有一定遗传性。四种因素共同作用决定龋病发生与否，相关遗传性只能影响龋病的易感性，并不决定龋病发生。因此，龋齿并不会遗传。①

❀ 补牙后牙痛怎么办？

补牙后出现疼痛，应该先判断疼痛的类型，若是激发痛，如短暂的冷、热刺激痛，但疼痛不持续，症状轻者可观察。若是咬合痛，如咬合咀嚼时发生疼痛，则有可能充填物有早接触部位，需调磨早接触点。此外，也有可能是口腔内不同金属之间产生电流刺激牙髓所致，此时应更换填充材料。但如果出现自发痛，且疼痛持续或加重，则可能出现牙髓炎或者其他疾病，应及时就诊治疗。

❀ 什么是牙髓炎？

牙髓炎是指牙髓组织急性或慢性的炎性病变。急性牙髓炎可引起牙齿自发性、阵发性剧烈疼痛、放散性疼痛，且疼痛不能定位，以及冷刺激痛等症状；慢性牙髓炎则出现持续性钝痛或不适，急性发作时同急性牙髓炎症状。

❀ 牙髓炎发病原因是什么？

牙髓炎症主要由细菌侵入牙体硬组织并感染牙髓而造成。牙髓炎最常见病因是龋病，其他原因包括各种原因造成的牙体缺损，如隐裂、牙折、牙外伤、牙发育异常及牙髓暴露等。重度牙周病时，细菌经牙周袋深达根

---

① 遗传性和易感性本身就是遗传学的概念，但是最后结论是无遗传性，前后矛盾。

尖部进入髓腔引起牙髓炎。

🦠 牙髓炎临床表现是什么？

急性牙髓炎，包括慢性牙髓炎急性发作。自发性阵发性或阵发性加重放散性剧烈疼痛；夜间痛，患者常常因为牙痛难以入睡；冷、热刺激可激发疼痛或加剧疼痛；牙髓炎晚期，还表现为"热痛冷缓解"的特点；疼痛发作时，患者大多不能明确指出患牙所在，疼痛常常放射至患牙同侧的上、下颌牙齿或头、面部。

慢性牙髓炎，一般无明显的自发痛或有偶发的钝痛。慢性闭锁性牙髓患者几乎都有长期的冷、热刺激痛病史。慢性溃疡性牙髓炎患者有食物嵌塞痛、冷热刺激痛。慢性增生性牙髓炎患者可有进食痛或进食出血现象，因此长期不敢用患侧咀嚼食物。

🦠 牙髓炎有哪些治疗方法？

牙髓一旦发炎，不能自愈，必须进行治疗，消除感染才能缓解症状。牙髓炎的治疗方法包括可逆性牙髓炎，直接盖髓术、间接盖髓术和牙髓切断术等；不可逆性牙髓炎，根尖诱导成形术及根管治疗术等。

🦠 急性牙髓炎如何治疗比较好？

由于该炎症是发生在根尖周组织的一种炎症性疾病，需及时治疗，人们常采用根管治疗术来彻底清除牙髓腔和根管内的感染物质，进而消除根尖周的病变，进而较好地保留患牙。

根管治疗一般包括根管预备、根管消毒、根管填充等步骤，其中根管消毒过程特别重要，所用的器械要通过严格的消毒，目的是清除感染物质，以免引起交叉感染，给患者带来不必要的麻烦。因此，根管治疗一定要慎重，找一家正规的牙科医院进行正规的治疗。

什么是根管治疗术?

根管治疗术是通过机械和化学方法预备根管，去除根管内的大部分感染物，并通过充填根管、封闭空腔，消灭再感染的途径，达到防止根尖周炎的发生或促进原有根尖周病变愈合，是治疗牙髓病和根尖周病变的最常用、最有效的一种治疗方法。

根管治疗术如何做?

根管治疗主要有以下步骤:

1. 根管预备。采用机械或化学的方法彻底清除牙齿根管内的病变组织，明确根管的数量、长度，将根管扩大到特定的粗度，为严密地充填根管做准备。

2. 根管消毒。在已经制备好的根管内封消毒药物或辅以电解消毒、超声消毒、微波消毒、激光消毒，杀灭根管内的微生物。

3. 根管填充。用药物严密地充填经过扩大和消毒的根管，去除根管空腔，隔绝根尖周组织与根管外界的通道，使根尖周组织免遭外来病理因素的刺激。

什么是根尖周炎?

根尖周炎指发生在根尖周组织的炎症性疾病，病变累及根尖周邻近的牙周膜、牙槽骨和牙骨质，可分为急性根尖周炎和慢性根尖周炎。一般有持续性钝痛、咀嚼痛，患牙有浮出感，急性期或炎症扩散后可造成自反性波动性剧烈疼痛，甚至造成全身发热、感染等症状。

🦷 根尖周炎如何治疗?

慢性根尖周炎常采用根管治疗术来彻底清除牙髓腔和根管内的感染物质，消除根尖周的病变，进而较好地保留患牙。根管治疗一般包括根管预备、根管消毒、根管填充等步骤。根管消毒过程中，所用的器械要通过严格的消毒，目的是清除感染物质，以免引起交叉感染，给患者带来不必要的麻烦。因此，根管治疗一定要慎重，找一家正规的牙科医院进行治疗。

🦷 如何对根尖周炎实施家庭护理?

根尖周炎患者需注意保持良好的卫生习惯，保持口腔环境，进食后及睡觉前后认真刷牙，并使用漱口水等辅助清洁用品，同时要减少对创口的撞击。多吃高营养、高蛋白饮食，吃冷食，可减轻水肿和疼痛，同时能使血管收缩进而利于止血。清淡饮食，避免过硬的、辛辣刺激的食物，可食软质食物或流食。谨遵医嘱，及时治疗，服用相应药物。

✚ 第三章 "洗牙"相关问题

❀ 什么是牙石？

牙石又称牙结石，一开始是乳白色的软垢，会因逐渐的钙化而变硬并呈黄色、棕色或黑色，是沉积在牙齿或修复体上不能通过刷牙的方法去除的已矿化的沉积物。

❀ 什么情况下容易长牙结石？

牙结石沉积的多少与快慢和口腔卫生习惯、唾液中各成分含量、饮食习惯、咀嚼习惯、机体代谢情况及牙齿排列等均有关系。口腔卫生习惯差（如少刷或不刷牙），唾液黏稠（如黏蛋白多、矿物盐多，分泌量少，爱吃黏性食物、甜食），不良咀嚼习惯（如偏侧咀嚼、常含食物），牙齿排列不齐，牙体缺损等均容易加快牙结石沉积。

❀ 如何预防牙结石？

正确认真地刷牙是防治牙结石形成的最简单也是最有效的措施。采用巴氏刷牙法，进食后就进行口腔清洁，经常刷牙可将刚刚开始沉积于牙面的牙垢、牙结石及时刷掉。合理饮食，粗细搭配，少吃过于黏性的食物。定期进行口腔健康检查，一般半年至一年洗一次牙。

牙结石有什么危害?

牙结石不仅会对牙龈产生机械刺激，牙结石中的细菌、细菌毒素以及细菌代谢产物还会对牙龈产生化学刺激。牙结石的存在又易于附着牙菌斑，形成恶性循环，加速对牙周支持组织的破坏，导致牙龈出血、牙龈退缩、口腔异味、牙槽骨吸收及牙齿松动等。

什么是洗牙?

洗牙，一般指龈上洁治，是通过机械清理去除牙齿上的菌斑、色素和牙结石的方法。

每天刷牙也有必要洗牙吗?

即使每天刷牙，某些位置，如下前牙区舌侧、上颌磨牙颊侧及牙齿邻间隙等地方仍会堆积牙菌斑并生成牙石，形成牙石后刷牙不能去除，因此，也需要定期检查“洗牙”。

如何判断你需要洗牙了?

若出现牙龈红肿、松脆、刷牙出血、吃硬食物出血及牙齿松动等情况，或牙面上有色素、黄褐色沉积物较多时，一般需要洗牙了。

洗牙是其他很多口腔治疗的基础吗?

牙周炎患者常常需要进行深部清洁以去除牙龈深部的脏东西，专业称龈下刮治，龈上洁治（洗牙）之后才能做深部清洁，只有进行系统牙周治疗和维护，后续的镶牙、正畸治疗及种植牙才能得到保障。

✿ 洗牙会不会损伤牙齿?

正规的洗牙并不会对牙齿造成损伤。通过洗牙，牙齿隐藏的问题和疾病才能暴露出来，及早治疗，才能保护好牙齿，所以洗牙非但不会损伤牙齿，还对保护牙齿有很大帮助。

✿ 多长时间洗一次牙比较合适?

一般情况下，刷牙效果好的患者医生会建议一年进行一次洗牙，刷牙效果比较差的患者建议半年洗一次牙，以保持口腔整体的洁净和健康。

✿ 洗牙会导致牙缝变大吗?

牙缝变大、牙根暴露并不是洗牙造成的，而是牙周炎引起牙龈退缩的结果。多数牙周疾病患者常有大量牙结石，牙结石可将牙龈退缩所出现的牙间隙掩盖。另外，患牙周疾病时，牙龈大多肿胀，洁治后牙结石被去除，牙龈肿胀消失，牙间隙自然就出现了。

✿ 洗牙为什么会出现冷热不适等症状?

洗牙后出现冷热不适，与牙根外露有关。由于牙根不像牙冠表面有牙釉质与外界隔绝，它一旦暴露，对外界刺激特别是冷热刺激很敏感。患牙周炎时牙根虽外露，但有大量牙结石的堆积，这些牙结石或多或少地起到了隔绝作用。当我们去掉牙结石后，对冷热刺激的不适就出现了，不过这只是暂时现象，过一段时间后冷热不适症状就可缓解，直至消失。

✿ 洗牙后需要注意什么?

洗牙之后牙龈出血红肿的症状会逐渐开始缓解，此时仍需注意积极维护口腔卫生，少吃辛辣刺激的食物，尽量不吸烟、不喝酒，减少对牙龈的刺激。同时牙齿可能出现敏感症状，可使用脱敏牙膏，减少冷热刺激。少吃色素较多的食物以减少牙齿着色。

烟斑对牙齿的坏处有哪些?

所谓烟斑，就是经常吸烟的人在牙齿上留下的一种牙渍。严重的烟斑导致牙齿现暗黄色或黑色，沉积在牙齿表面或者根部。烟斑极其影响个人形象甚至影响心理健康。烟斑还会影响牙龈及牙周组织健康，导致牙周病，引起牙龈出血、牙齿疼痛松动等症状。

刷牙出血怎么办?

出现刷牙出血一定要到医院及时进行检查，出现问题积极治疗。

生活中应该坚持早晚刷牙、饭后刷牙，选择合适的牙膏、不长期使用同一种牙膏、定期更换牙刷，辅助使用牙线、冲牙器、漱口水等清洁口腔。同时注意补充营养、锻炼身体增强体质。

什么是牙周病?

牙周病是指发生在牙支持组织，如牙龈、牙周膜、牙槽骨和牙骨质等部位的慢性感染性疾病。

牙周病的危害是什么?

牙周病是损害口腔咀嚼系统的功能，导致牙龈红肿、出血、疼痛和牙齿松动的主要口腔疾病之一，也是引起成年人牙齿丧失的主要原因之一，同时牙周病还会引起其他全身系统疾病。

✿ 牙周病为什么会引起全身性疾病？

牙周疾病与全身疾病密切相关，如果牙龈长期受到细菌的感染，细菌分泌的毒素会进入血液继而造成全身危害。牙周病是糖尿病、心脑血管疾病、呼吸系统疾病发病的危险因素，并与妊娠早产或低体质量儿有密切关系；而系统性疾病，如糖尿病、免疫功能紊乱及骨质疏松症等也会增加患牙周炎的风险，并影响牙周治疗的效果。

✿ 吸烟会加重牙周病吗？

吸烟会严重影响牙周组织健康。最主要体现在：

1. 吸烟可引发牙龈炎和牙周炎。烟草中的焦油利于细菌在牙面的附着。因此，吸烟者的口腔卫生一般较差，菌斑堆积，牙结石、软垢增多，进而引发牙龈炎和牙周炎。

2. 吸烟影响牙周组织的微循环。烟草中的尼古丁进入血液，导致牙龈血管收缩，血流减少，以致牙龈氧供和血气交换减少，清除废物能力降低，导致牙龈保护性修复功能降低。

3. 烟雾的高温和化学成分长期刺激使牙龈上皮角化层增厚，黏膜下血管充血，牙龈长期处于慢性炎症状态。

4. 吸烟影响成骨细胞生长。尼古丁通过刺激成骨细胞碱性磷酸酶的活性，抑制细胞增殖，促进牙槽骨吸收。

5. 吸烟会增加特定的牙周病原体在龈下的构成，同时能影响药物对某些特定的牙周致病菌的抑制。

6. 吸烟会抑制机体免疫功能。吸烟会降低血清中免疫球蛋白 IgA、IgM 及 IgG 的含量，降低唾液中 IgA 水平。同时，吸烟也会降低细胞免疫功能。

牙周病的治疗原则是什么？

牙周病的治疗原则是坚持早期治疗、彻底清除菌斑及牙结石等病原刺激物，消除牙龈炎症，使牙周袋变浅，改善牙周附着水平，长期稳定维持疗效，以使患牙长期保存并行使功能。

怎么治疗牙周病？

牙周病的治疗需根据不同情况通过专业的检查后制订相应的治疗方案。牙周疾病的序列治疗分为四个阶段，分别是：

1. 基础治疗：控制菌斑，施行洁治术、刮治和根面平整术，消除局部刺激因素如充填龋洞、改正不良修复体、治疗食物嵌塞等，必要的牙髓治疗，纠正口呼吸习惯等不良习惯，拔除无保留价值的或预后极差的患牙，必要的咬合调整，药物治疗，纠正全身性或环境因素。

2. 牙周手术治疗：翻瓣术、植骨术、引导性组织再生术、膜龈手术及种植术。

3. 修复治疗阶段：固定修复，可摘式义齿修复，正畸治疗。

4. 牙周支持治疗，也称维护期，定期复查和复治。

如何预防牙周病？

牙周病的预防关键是控制和消除牙菌斑，目前最有效的方法是养成正确与良好的口腔卫生习惯，定期到医院检查。包括每天坚持认真有效地刷牙3次，每次刷牙3分钟，正确选择使用牙线、间隙刷及冲牙器等邻面清洁工具。定期拜访牙医，检查与清洗牙齿。另外，还要控制糖尿病等系统疾病，戒断吸烟、酗酒的不良嗜好。

✚ 第四章 "镶牙"相关问题

✿ 为什么要镶牙?

如果缺牙不及时进行修复会造成很多危害:牙列的完整性遭到破坏,邻牙倾倒,咬合功能紊乱;牙槽骨萎缩,增加后期修复困难和预后;咀嚼功能减退,影响全身健康;食物嵌塞,引起口臭、龋齿及牙周病等,造成更多的牙齿脱落;还可引起颞下颌关节病变,影响面形,整个人看起来会比同龄人苍老许多,影响发音和交际。

✿ 镶牙前为什么要做口腔检查?

镶牙前的口腔检查是十分重要的。检查主要包括:全身状况、龋齿、牙周情况、口腔卫生情况、缺牙区软硬组织情况,有时还需要检查旧义齿才能确定相应的治疗方法和方案,并为后期的修复创造良好的条件,尽量提升"镶牙"的效果。

✿ 镶牙有哪些材料?

镶牙,一般指固定修复,材料有塑料、金属、金属烤瓷(基底金属＋外部陶瓷)及全瓷等。塑料一般是甲基丙烯酸甲酯;金属有钴铬合金、钛合金、金钯合金等;全瓷材料有二氧化锆、二氧化铝及二硅酸锂等。一般来说全瓷材料具有良好的生物相容性，更安全可靠，也更美观。

什么是义齿？

义齿，又称修复体，就是人们常说的"假牙"，是以恢复口腔固有形态和功能为目的，用特定材料通过一定方法所制作的人工装置。根据患者能否自行摘戴分为活动义齿（俗称"活动假牙"）和固定义齿（俗称"固定假牙"）。根据义齿覆盖范围大小分为局部义齿和全口义齿，后者又称总义齿。

什么是固定义齿？

固定义齿，又称固定桥，是利用缺牙间隙两端或一端预备好的基牙或种植体，在其上制作固位体，并与人工牙连接成为一个整体，借助黏接剂或固定装置将固位体固定于基牙上，患者不能取戴的修复体。

什么是全冠修复？

全冠修复即是用金属或非金属（塑料、陶瓷）材料覆盖整个牙冠表面以修复牙体缺损，是恢复牙齿形态功能和美观的一种最常见的修复体。

什么时候需要冠修复？

因外伤、龋坏、发育不良等原因导致的较大牙体组织缺损，单纯填充治疗不能恢复其正常形态及功能者；咬合不良、邻接关系不良者；根管治疗之后的牙齿；四环素牙、氟斑牙等严重影响美观者等情况需要进行冠修复。

❀ 如何保护好修复的人造冠?

人造冠与基牙的接合处容易聚集菌斑,形成牙结石,应注意清洁,养成良好的刷牙习惯。牙缝间可用牙线清洁,并定期到医院检查和洁牙;初戴时应先吃软的食物,最好不要用人造冠啃硬骨头、吃螃蟹等食物等。

❀ 选择瓷贴面还是全瓷冠?

当牙齿缺损较小、色泽不佳或少量的牙间隙时,建议选择瓷贴面,通过较少的牙齿磨除量,即可达良好的美学效果,一般应用于前牙。

当牙齿缺损过多、外形或位置调整较大、需要承担咬合力等情况则选择全瓷冠,其适应范围比瓷贴面广,除了可以恢复良好的美学效果、层次感强、颜色逼真外,还可以保证足够的强度,满足功能的需求。

❀ 全瓷牙冠有哪些优越性?

全瓷牙冠色泽逼真,美观性好,硬度高,耐磨,具有良好的生物相容性和安全性能,对牙龈及口腔黏膜无刺激性;不含金属,进行头颅 CT 或核磁共振时不会产生影响;瓷的导热性能低,有很好的隔离作用,对牙髓刺激性小,更有利于保护牙髓健康。

❀ 固定义齿修复后什么食物都能吃吗?

制作精良的固定义齿虽然坚固耐磨,几乎可以像真牙一样使用,但是也应尽量避免咬嚼过硬的食物或物品,如坚果、螃蟹、开酒瓶盖等,这样才能延长口腔中真牙和假牙的寿命。

❀ 戴牙冠后食物嵌塞怎么办?

若戴牙冠后出现食物嵌塞,应使用牙线清洁嵌塞部位。及时就诊以找出嵌塞原因，通过调合、正畸治疗、牙周治疗甚至重新制作牙冠等来解决食物嵌塞问题。

做过根管治疗的牙需要全冠修复吗?

做过根管治疗的牙齿一般牙体缺损都较大，缺乏牙髓的营养供给，牙齿的脆性增加，不小心咬到硬物后很容易致使牙齿崩裂，严重者会导致牙齿拔除。因此，根管治疗后建议全冠或桩核冠修复。

拔牙后多长时间可以镶假牙?

一般拔牙3个月后可以镶假牙，因为这时候牙槽骨的改建基本完成，拔牙创周软硬组织相对稳定。具体"镶牙"时间，还需医生检查后确定。

镶假牙后有哪些保健措施?

应注意保护口腔内的余留牙，早晚刷牙，使用漱口水、牙线等；勿用假牙咀嚼过硬的食物，饭后及时清洁假牙，早晚将假牙放到清水中浸泡。

为什么镶下牙有时却需要调磨上牙?

后牙牙齿的咬合力量特别大，有时咬合过紧会造成崩瓷的情况出现，所以要进行调合。有时上面牙齿会略有伸长或者存在咬合高点，也会造成咬合过紧，此时就要调磨对颌的牙齿。

什么是活动义齿?

活动义齿，又名活动假牙、可摘义齿，包括可摘局部义齿和可摘全口义齿。是利用剩余天然牙、基托下的黏膜和骨组织作为支持，依靠义齿的固位体和基托来固位，用人工牙恢复缺失牙的形态和功能，用基托材料恢复缺损的牙槽嵴、颌骨及其周围的软组织形态，患者可以自行摘戴的一种修复体。

活动义齿有哪些优点？

活动义齿具有适应范围广，牙体磨除较少，可以摘戴，方便清洁，价格实惠，制作简单，调改方便，形态多样等优点。

能否在残留的牙根上方直接镶假牙？

首先，需要评估残留的牙根是否有保留的价值，若能保留则必须做完善的根管治疗，并根据情况采取覆盖义齿、套筒冠义齿及桩核冠修复等。若无保留价值则必须尽早拔除。

活动义齿为何在入睡前需要摘下来？

活动义齿在入睡前摘下来可以使牙龈及口腔黏膜得到充分休息，以免长期的压迫导致牙龈炎症和牙龈萎缩；摘下来放入清水中，有利于口腔卫生的清理和保持；活动义齿容易在熟睡中发生脱落，睡前摘下可以避免活动义齿坠入食管或者呼吸道。

有的活动义齿会越戴越松是什么原因？

活动义齿经过多次摘戴后，金属卡环会产生弹性形变，与基牙贴合不紧密，固位作用减弱；随着义齿使用时间的增加、牙槽骨的吸收，使基托与黏膜、邻牙之间不密合，进而造成义齿松动。

戴活动义齿的注意事项有哪些？

戴活动义齿的注意事项有：

1. 初戴义齿时，异物感明显，可出现发音不清晰、恶心等现象，要有耐性和信心，逐步适应。

2. 若戴义齿后疼痛明显，应及时到医院复诊，检查导致疼痛的原因，及时进行调改。

3. 初戴义齿应进食较软的食物。

4. 每天睡觉前要取出义齿，让牙床得以休息，做好口腔与义齿的日常清洁，勤漱口、勤刷牙。

5. 假牙使用数年后，因口腔组织改变或材料老化改变，应及时修改或重做。

✿ 如何护理义齿？

护理义齿需注意以下方面：

1. 清洁。每天进食后，应取出义齿用清水冲洗干净；睡觉前要将义齿取出，用牙刷将义齿洗干净，浸泡于冷水中；清洁应选用软毛的牙刷、棉巾、专用的假牙清洁片清洁和浸泡，但注意使用后应流水冲洗，去掉残留液。不应使用化学药物进行处理。

2. 戴用时间。义齿一般应该每天戴用，如果数日或更长时间不用，可能出现义齿不能戴入的情况；一般情况下，每5年要更换或修改一次。使用活动义齿后每年到医院复查，如果遇到义齿与口腔组织不合，或义齿磨耗严重，患者不一定可以感知，但仍需更换或修改。

✿ 什么是全口义齿？

全口义齿是采用人工材料替代缺失的上颌或下颌完整牙列及相关组织的可摘义齿修复体，是无牙颌患者的常规修复治疗方法。全口义齿由人工牙和基托两部分组成，靠义齿基托与无牙颌黏膜组织紧密贴合及边缘封闭产生的吸附力和大气压力，使义齿吸附在上、下颌牙槽嵴上，恢复患者的缺损组织和面部外观，恢复咀嚼和发音功能，义齿基托覆盖下的黏骨膜和骨组织承担义齿的咬合压力。

什么时候需要镶全口义齿？

镶牙前需到医院进行检查，一般情况下，先处理会影响镶牙的全身系统疾病如糖尿病等，然后处理口腔内龋病、牙齿疼痛、牙齿缺损、牙周疾病、牙齿松动、牙龈发炎肿痛、清理创口、拔除残根及修正骨尖骨刺等。最后根据情况采取即刻镶牙，或者延期镶牙或种植，一般延期 1～2 周或 1～3 月进行。

严重萎缩的牙床还能镶全口义齿吗？

牙床萎缩比较严重时会对全口义齿的固位产生一定的影响，但也是可以有其他办法，比如选择吸附性义齿或种植支持式的全口义齿，这样效果就会好很多。

镶全口义齿前，牙根是否要全部拔除？

镶全口义齿前，需要根据牙根的缺损范围和根尖周组织的健康状况进行评估。如果残根破坏范围较大，缺损达牙龈下，根尖周组织病变严重，治疗效果不佳者，可考虑拔除；如果残根较稳固，根尖周组织无明显病变或病变范围较小，同时对义齿的支持和固定有作用者，应进行根管治疗后保留。

保留牙根对镶全口义齿有何好处？

保留牙根，可以保持牙根部位牙槽骨的高度，减缓牙槽骨的吸收速度，有利于义齿的稳定性；保留的牙根能承受一定的咬合力，降低牙槽黏膜的压力，提高咀嚼效率；保留的牙根可以放置磁性附着体，提高义齿的稳定性。

❀ 初戴全口义齿时出现口齿不清、恶心、呕吐应怎么办？

全口义齿初戴时，异物感较强，要建立使用义齿的信心，尽量将义齿戴在口中练习使用。应先练习戴义齿做正中咬合和练习发音，尝试用义齿咀嚼较软的食物；睡觉时应将义齿摘下，浸泡于冷水中，使牙周组织能得到适当的休息；饭后将义齿摘下用牙膏牙刷彻底清洁。

❀ 如何防止上颌义齿发生折裂？

刷洗时应特别小心，以免不慎将义齿掉到地上造成唇侧或颊侧基托折断；初戴假牙时，最好不吃比较硬的食物，应该先吃软食物；若咬合不稳定，有左右撬动等现象应尽快去医院调改，以免合力不平衡造成义齿折断。

❀ 什么是套筒冠义齿？

套筒冠义齿是指以套筒冠为固位体的活动义齿。套筒冠固位体由内冠和外冠组成，内冠粘在基牙上，外冠和活动义齿连成整体，通过内冠和外冠之间的嵌合作用产生固位力。套筒冠义齿修复缺失牙时，将缺失牙和基牙连成整体，有良好的固位力，能承担比普通活动义齿更大的咀嚼压力，能产生比普通活动义齿更高的咀嚼效率，具有牙周夹板的治疗作用，可以长时间保存剩余牙齿，且获得自然美观的修复效果。

❀ 套筒冠义齿的特点有哪些？

与普通活动义齿、支架义齿相比较，套筒冠义齿金属暴露少，固位支持和稳定性好，可根据患者的面容、肤色选择合适的人工牙，以获得自然美观的效果；戴用舒适，便于取戴；套筒冠义齿还能减轻少数存留天然牙的负担，同时对牙周组织有生理性刺激，有利于修复后的远期效果；金属内冠覆盖了整个基牙，且内冠表面高度抛光，菌斑不易附着，有利于基牙牙周组织健康。

❀ 什么是附着体义齿？

附着体义齿是一类以附着体为主要固位形式的可摘局部义齿、活动－固定义齿或固定桥，是一种特殊的牙列缺损或牙列缺失的修复方式。附着体一般是由阴性和阳性两部分主要连接结构组成，其一部分与基牙或种植体结合，另一部分与义齿结合，实现连接和固位，从而为义齿提供良好的固位、稳定和美观。

❀ 什么是即刻义齿？

即刻义齿又称预成义齿，它是一种在病人口内天然牙尚未拔除前，预先做好，当牙齿拔除后立即戴入，可行使一部分美观和功能的过渡性义齿。

✚ 第五章 "拔牙"相关问题

✿ 心脏病患者能拔牙吗?

对有心脏病的人,应确定其心脏病的性质、确定心功等级、评价其身体耐受情况及相关风险程度后再决定是否拔牙。如心肌炎患者,应该在拔牙前2~3天使用抗生素,预防引起菌血症。麻药中肾上腺素的应用也需谨慎。如除心脏病外还合并其他脏器疾病的,需内科医生进行会诊,方可决定是否拔牙。

拔牙禁忌证:严重的心功能不全、心肌缺血、严重心律不齐、房室传导阻滞(Ⅱ度以上)、在6个月内有过心肌梗死、近期心绞痛史及有心力衰竭症状的心脏病患者是不适宜拔牙的。

✿ 心脏病患者在拔牙前需做些什么准备?

对于心脏病患者,拔牙前应该做好身体和心理的双重准备。

1. 身体上应该积极治疗心脏及身体系统的各类疾病,避免其他手术前后、疾病急症期间进行拔牙,同时告知医生平时服用的药物,必要时还需要内科医生会诊评估身体情况。

2. 拔牙前后保持心态平和,不恐惧、不激动、不悲不怒,过大的情绪波动会增加心脏负担从而增加拔牙风险。做好充分准备,认真了解身心及治疗相关内容,积极配合医生治疗,对自己负责。

糖尿病患者血糖控制在什么范围内可以拔牙?

血糖过高会影响拔牙创口的愈合,增加感染的风险,引起其他并发症,严重导致创口经久不愈。因此,糖尿病患者拔牙前血糖应控制在8.88mmol/L（160mg/dL）以下较为安全。

高血压病患者可以拔牙吗?

高血压患者若需要拔牙,需要严格控制血压,经过治疗将血压控制在平稳范围内方可进行拔牙。一般血压超过180/100mmHg则视为拔牙禁忌证,超过160/90mmHg可视情况进行手术。拔牙前应保证良好休息,安定情绪,消除顾虑,在饭后比较放松时进行手术。

肝炎患者拔牙要注意些什么问题?

肝炎患者拔牙需要注意以下几个方面的问题:

1. 肝炎患者的肝功能往往都有损害,患者凝血酶原及其他凝血因子的合成出现障碍,拔牙后易出血。

2. 急性肝炎患者拔牙过程中可能产生危害,所以应暂缓拔牙。

3. 慢性肝炎患者需拔牙,应先做凝血酶原时间检查,如有异常可于术前2~3日服用足量维生素K及维生素C,并给其他保肝药物,术后继续服用。

4. 肝硬化患者如处于肝功能代偿期,肝功能检查在正常范围内或仅有轻度异常,拔牙为非禁忌证,但应注意出血的可能性。

高龄老人拔牙时应该注意些什么?

高龄老人拔牙还是要慎重,为了安全起见,建议做好充分的准备:

1. 拔牙前应该吃饱饭，以免出现低血糖。

2. 若有系统性疾病，如心、脑、肝及肾等疾病，应先进行相关治疗，等身体情况相对稳定时再进行拔牙。

3. 高龄老人拔牙前应做充分准备，完善相关检查，征得老人及家属同意后，由家属陪同来医院拔牙。

✦ 什么样的牙齿需要拔除？

需要拔出的牙齿有：

1. 牙体缺损、牙周病变、根尖周病变及牙外伤等导致无法保留的牙齿。

2. 因发育原因导致的如多生牙、滞留乳牙、牙齿异位、阻生等情况。

3. 因正畸、修复等治疗而需要拔除的牙。

4. 可引起或潜在引起局部或全身疾病的牙齿。

5. 骨折累及的患牙等。

✦ 为什么不要轻易拔除"虎牙"？

"虎牙"又名"尖牙"。口腔内共有4个尖牙，分别位于上、下、左、右弧形牙弓的转弯处，可以支撑口角，使面部饱满；尖牙形似锋利的尖刀，有较强的撕咬食物的功能；尖牙是口内牙根最长、存留时间最长的牙齿，保留的尖牙可作为修复其他缺失牙的基牙。综上所述，尖牙不要轻易拔除。

✦ 月经期为什么不适宜拔牙？

女性月经期间身体机能会发生一定改变，如激素分泌增加，人体出血、凝血机制发生改变（血小板减少），抵抗力下降，痛觉神经相对敏感等，此时拔牙会增加创口出血、感染的风险，疼痛加重，影响拔牙体验。因此，月经期间不适宜拔牙。

🔬 智齿经常会出现哪些问题？

智齿是人在成年后长出的第三颗磨牙，最多可长四颗，数量因人而异。智齿位置特殊，较难清洁和治疗，常会导致智齿及周围软硬组织疾病，如龋病、牙髓炎、根尖周炎、冠周炎，甚至导致颌骨骨髓炎、全身感染等严重疾病，还会导致牙列拥挤和颞下颌关节紊乱等，影响面型和进食。

🔬 什么叫拔牙创口出血不止？

因各种原因，如牙周组织撕裂、血管破裂、牙槽骨骨折、局部炎症肉芽组织残留甚至全身系统性疾病，如高血压、糖尿病、血液病等，导致拔牙后创口不能及时凝血、继续出血的情况，称之为拔牙创口出血不止。

🔬 拔牙后一定要使用抗生素吗？

拔牙后并非一定要使用抗生素，而是要根据创口等级、大小、时间长短及患者情况来决定，一般使用抗生素也仅是预防性用药，若出现感染则需要使用抗生素。

🔬 牙痛时是否能拔牙？

牙痛时是否能拔牙主要根据产生牙痛的原因及所需治疗的情况等具体分析。一般来说，牙痛时不建议拔牙，牙疼意味着牙齿或者牙齿周围组织有炎症，炎症期拔牙，出血会比较多，因此，建议先消炎止疼后拔牙。

❋ 什么是干槽症及如何预防？

干槽症是指拔牙后因拔牙创口过大或口腔细菌引起的骨创感染，常发生于下颌阻生智齿拔除后。预防干槽症的发生，首先要尽量降低拔牙创伤，还可在拔牙前后使用抗生素预防拔牙后感染。

✚ 第六章 "矫牙"相关问题

❁ 什么是错合畸形?

广义上的错合畸形是指儿童在生长发育过程中由先天的遗传因素或后天的环境因素造成的牙齿、颌骨、颅面的畸形。

狭义上的错合畸形是指因牙齿、颅面之间关系不调而引起的多种畸形，包括：个别牙错位、牙弓形态和牙齿排列异常以及上下牙弓之间咬合关系异常。

❁ 导致错合畸形的因素有哪些?

导致错合畸形的因素主要分为遗传因素和环境因素。遗传因素：种族演化，随着食物由生变熟和细软，咀嚼功能减弱，致使口颌器官渐退化。其中，颌骨退化快于牙齿，导致牙量大于骨量，出现牙齿拥挤；个体发育，双亲的错合畸形可遗传给子女。环境因素：妊娠期母体如受到放射线损伤、外伤、急慢性疾病、营养不良等均可导致胎儿错合畸形。婴幼儿出生后，不良的哺乳姿势，如不适当的奶瓶喂奶，下颌需向前用力吸吮，可引起前牙反合。儿童时期，有咬上唇或下颌前伸的不良习惯，导致前牙反合及下颌前突。此外，咬指、吐舌头、咬嘴唇、偏侧咀嚼及咬铅笔头等均可导致错合畸形。

✿ 口腔不良习惯有哪些?

日常中的常见口腔不良习惯有:

1. 口呼吸。习惯用口呼吸的人,会引起唾液减少、口干,增加患龋齿的风险,而且容易导致错合畸形的发生,形成口呼吸面容。

2. 不良吐舌习惯。容易导致牙齿咬不拢,错合畸形的发生。

3. 咬指甲、咬笔、咬手、咬嘴唇。这种坏习惯会影响牙齿美观,使上颌牙外突,下颌后缩。

4. 伸下颌不良习惯,容易导致"地包天"。

5. 横着刷牙。若刷牙时只做单调的水平横刷并且刷牙比较用力,会导致牙釉质严重磨损,甚至牙龈萎缩。

✿ 错合畸形有哪些危害?

错合畸形一般表现为牙齿排列不齐,常出现牙缝食物嵌塞的症状,刷牙时很难清理,易发生牙齿龋坏、牙龈炎等,影响口腔的健康。错合畸形会影响到颌骨的正常发育,进而影响面型,影响面部美观,甚至造成患者严重的心理障碍。

✿ 如何预防错合畸形?

妊娠期母体避免放射线及其他损伤,合理饮食,粗细搭配。婴幼儿出生后保持营养,避免并及时治疗各种急慢性疾病,纠正各种口腔不良习惯、替牙障碍等。

✿ 错合畸形如何矫正?

错合畸形矫正分为:预防矫治、阻断矫治、一般矫治和外科矫治。

1. 预防矫治,即在儿童萌牙初期采用各种预防措施来防止各种错合畸形的发生。如龋齿的早期治疗、口腔不良习惯的早期破除、乳牙早失的缺隙保持以及滞留牙、多生牙的及时拔除等。

2. 阻断矫治，即在错合畸形发生的早期，通过干预措施阻断错合畸形。

3. 一般矫治，是利用可摘矫治器、固定矫治器、功能矫治器等各类矫治器对错合畸形进行矫正。

4. 外科矫治，指生长发育完成后的严重的骨性错合畸形需配合外科手术的方法来矫正。

❋ 错合畸形一定要矫治吗？

错合畸形并非一定要矫正，没有人的牙是标准合，因此个别正常合并不需要矫治。除非以下情况才考虑正畸：牙齿拥挤影响美观，易患龋齿或易导致牙周疾病的；牙齿拥挤、牙间隙较大、牙齿外凸、牙齿反合、牙齿开合、牙齿深覆颌及牙齿深覆盖、严重异位/错位、双颌前突及中线偏斜等严重影响美观或造成功能影响的才需要进行矫治。

❋ 何时是矫正牙齿的最佳时机？

青少年牙齿矫正的最佳年龄为 9~14 岁。这一时期，儿童身体正处于生长发育期，代谢旺盛，牙齿的移动效果最显著。

❋ 哪些错合畸形需要在乳牙列阶段矫治？

乳牙阶段要矫正的畸形有：后牙反合和前牙反合；口腔不良习惯引起的乳牙错合畸形，主要包括吮指习惯、吐舌习惯、咬物习惯、安慰奶嘴、夜磨牙、咬颊习惯、咬唇习惯及口呼吸等。

❀ 成年患者是否可以矫正牙齿？

成年患者也可以矫正牙齿，只是成人的骨代谢相对较慢，矫正时间较长，具体还要做矫正前的评估。

❀ 牙齿矫正过程中可能会出现哪些不良反应？

在矫治初期，牙齿有轻度疼痛、酸软等不适；正畸附件的异物感，还会造成发音不清等语言障碍；咀嚼无力、口腔溃疡、食物嵌塞、咬合接触不良；牙槽骨高度降低；牙齿的动度增加；牙根根尖可能变圆钝、变短，牙根吸收；并发其他疾病，如牙髓坏死、牙齿松动脱落及颞下颌关节疾病等。

❀ 牙齿矫正过程中患者要注意什么？

牙齿矫正过程中最重要的是要注意口腔卫生，零食餐后均要刷牙，每次至少 5 分钟。饮食方面，一般是可以吃粥、米、面、鸡蛋及豆腐等相对较软的食物；尽量避免糯米糕等黏性强的食品；尽量避免啃切的动作，如啃玉米、苹果及牛肉干等；坚决避免啃螃蟹、骨头、爆米花、饮料及硬面包等；尽量避免过冷的食物，如冷饮和冰块；少喝碳酸饮料。要严格遵医嘱按时复诊，如果矫正结束，坚持佩戴保持器。

❀ 牙齿矫正完成后会复发吗？

刚矫正完成后，因为牙周组织的改建尚未完成，咬合平衡还未完全建立，口颌系统的肌肉神经动力系统新平衡尚未建立，或存在牙周问题等，若不遵医嘱，不正确、不坚持佩戴保持器，不能克服不良习惯，有反弹复发的可能。

牙齿矫正一般需要多长时间?

牙齿矫正,即对牙列不齐等错合畸形进行矫正,以改变或纠正牙齿、牙槽骨和颌骨之间的关系,进而做到改善美观和功能的作用。正畸治疗需要根据错合畸形的类型和程度制订相对应的治疗方案和方法,时间一般为1~3年,正畸结束后至少需要1年以上的保持,以稳定治疗效果。

牙齿矫正是否一定要拔牙吗?

牙齿矫正并非一定要拔牙,而是根据错合畸形的类型和程度来制订相对应的治疗方案。因为牙量骨量不协调,即牙齿所需要的空间远大于牙槽骨所能提供的位置距离,不能通过非拔牙手段来解决的,或者需要纠正某些上颌或者下颌前凸等问题的才需要进行拔牙矫正。

牙齿矫正期间如何保持口腔卫生?

牙齿矫正过程中,需佩戴矫治器,而矫治器会对口腔卫生的维护产生较大影响,如食物嵌塞、清洁困难、菌斑附着增加、牙齿脱矿、牙龈出血等问题。需要坚持进食后即清洁口腔,养成好的刷牙习惯,使用正确的刷牙方法,每次刷牙都要在3分钟以上。牙刷最好选用正畸专用牙刷或小头的保健牙刷,以便牙刷在口腔内自如活动。少食过硬、过黏、过酸的食物,少饮用碳酸饮料。根据需要配合使用如牙线、间隙刷、冲牙器及漱口水等。

牙齿矫正期间如何有效地刷牙?

牙齿矫正期间刷牙可以采用正畸专用牙刷,可选用震颤式电动牙刷,但不推荐使用旋转式电动牙刷,并配合使用如牙线、间隙刷、冲牙器及漱口水等。

刷牙时紧贴牙面，联合应用水平、纵向、颤动及旋转等方法仔细清理弓丝、托槽及其周围、龈缘及牙齿的邻接面和最后一颗磨牙的远中面等易堆积菌斑的部位。先做水平刷，去除大块滞留于弓丝周围的食物；然后分部位做竖刷，刷净大部分牙面；再做水平颤动法，精细刷托槽周围和龈缘；最后轻轻抚刷牙周及舌腭黏膜。

❋ 如何佩戴保持器，什么情况需要终生佩戴？

保持器戴用时间一般 18～24 个月左右，具体时间因人而异。对于一些如牙齿严重扭转、错位及牙周不稳定、不良习惯难以戒除等情况，则需要更长的保持期，甚至终身保持。一般而言，牙周组织改建并完成，建立新的肌动力平衡和合关系至少需要 6～12 个月，前 3 个月更易复发。因此，佩戴方式及戴用时间均需严格按照医嘱进行。

❋ 什么是隐形矫正？

隐形矫正又叫"隐形无托槽矫正"，是一种牙齿矫正的方式。相较与传统矫治技术，其不使用钢丝和托槽，通过计算机辅助三维诊断、设计和制造系统，制成一系列由弹性透明高分子材料制成的隐形矫治器，具有定位精准、方便携带、舒适性好、美观、疗程短及易清洁等特点。

❋ "地包天"是怎么形成的？

"地包天"，即下前牙覆盖在上前牙前面，表现为上颌发育不足或者下颌发育过度，侧面呈凹面型，影响口腔功能和容貌美观。多由于不良哺乳姿势，不良口腔习惯，乳前牙滞留或早失，上恒切牙先天性缺失，乳尖牙磨耗不足，全身性疾病以及遗传性下颌前突所致。

✿ "地包天"该如何矫治?

"地包天"主要表现为上颌发育不足或下颌前突,近中错合及前牙反合。"地包天"应在生长发育期间扩大上颌牙弓,促进上颌发育,并进行相应的肌功能训练,严重的还需要配合正颌手术等。

✿ 小孩长"双排牙"是怎么回事?

通常情况下,牙齿会按照一定顺序分别在上、下颌骨上排成一列。当牙齿过大或者牙槽骨过窄,发生牙列拥挤时,一些长不下的牙齿,通常为上、下侧切牙、前磨牙等,会从外面一排的牙齿内侧或外侧萌出,造成"双排"牙列。

✿ 多生牙是怎么回事?

多生牙是一种口腔症状,其特征为口腔中拥有多于常规数量的牙齿。按正常标准,一般人的标准乳牙数量为 20 颗,而恒牙数量为 28～32 颗。如果一个人拥有超过 20 颗乳牙,或者拥有超过 32 颗恒牙,那么多出的牙齿就被称作多生牙。多生牙的发病原因还没有完全探明,有可能是遗传因素,遗传基因包含了一种低渗透率的常染色体显性特征,只是在有些情况下突变的基因携带者中会产生多生牙的情况;此外,环境因素也可能起重要作用,以及牙齿发育过程中牙板过大等(牙板是一种细胞层,通过它形成了牙胚,最后成为牙齿)。

✿ 门牙中间有缝怎么办?

修复门牙间隙的办法有很多,但主要还是要根据患者牙齿的具体情况而定,门牙中间有缝这种症状大体分为两种情况:一种是门牙间隙不大,可以通过矫正闭合的;另一种是门牙小,并且间隙大,这样的门牙稀疏则可以通过瓷贴面或者全瓷冠来矫正。建议到口腔专科医院检查。

✚ 第七章 "种牙"相关问题

⚛ 什么是人工种植牙？

人工种植牙是一种以植入骨组织内的下部结构为基础来支持、固位上部牙修复体的缺牙修复方式。它包括下部的支持种植体（类似牙根形态）和上部的牙修复体（烤瓷冠、全瓷冠等）两部分。

⚛ 种植义齿的优越性是什么？

种植牙优越性体现在：

1. 种植牙不会对邻牙正常组织造成影响，异物感较小。
2. 固位效果较好，一般不会出现牙齿移动现象、脱落的情况。
3. 种植牙密合性非常好，可以较好地恢复原有牙齿的咀嚼功能。
4. 种植牙的寿命也相对更长。

⚛ 牙种植的历史来源你知道吗？

现代口腔种植学源自于瑞典解剖学家 Biinemark 教授一次偶然的实验发现。20 世纪 50 年代，Biinemark 教授在一次实验中使用钛金属支架将显微镜头固定于动物的骨内，实验结束后在回收钛金属支架时，发现钛金属支架和骨组织牢固地结合在一起。通过显微镜观察，发现钛金属表面的微观金相结构和骨细胞紧密契合。此后，诞生了用钛金属作为人工牙根的牙种植修复技术。

做种植牙手术一般需要多长时间？

种植牙手术一般需要几十分钟至数小时，具体时间与患者的情况有关。

种植牙手术需要做几次？

常规种植牙手术一般需要两次手术：Ⅰ期手术和Ⅱ期手术。Ⅰ期手术主要是将种植体植入牙槽骨内，完成骨结合暴露种植体顶端，并安装愈合基台，4~6周后可以开始修复。

种植修复完成后需注意些什么？

种植义齿后，要跟自己的天然牙一样进行爱护和护理，每天坚持早饭后和晚饭后有规律地刷洗牙齿，每餐后用软毛牙刷或牙线清洁附着在种植体周围的食物残渣、菌斑，并定期复诊接受口腔卫生指导及特殊的口腔卫生护理。

种植牙有相似于自然牙的牙体与牙周关系。细菌、毒素会对牙龈与种植体结合处有生物性毁坏作用，因而需要定期到医院复查，对种植牙的四周进行特殊的种植体洁治，以保证种植牙的安康，同时自然牙也应进行惯例的洁治。

影响种植牙寿命的因素有哪些？

影响种植牙寿命的因素主要有：

1. 不同的种植牙系统，使用的寿命是不同的。种植系统在生产工艺、外形设计、连接方式、加工精度、上部结构及消毒包装等方面都有严格的要求及标准，所以种植牙系统质量是否有保障是影响种植牙寿命多少年的重要因素。

2. 种植牙后的保养会影响到种植牙的寿命，良好的口腔卫生习惯、定期的检查维护能延长种植牙的使用寿命。因此，种植牙之后要做好维护工作，每年定期进行复诊。

✚ 第八章 儿童牙齿相关问题

❁ 怎样注意新生儿的口腔卫生？

新生儿时期，若小儿的口颊内或舌上常有残留的奶块，可给小儿喝少许温开水，奶块即可被冲去；不可用纱布用力擦，动作要轻柔。于每日早、晚、进食后养成清洁新生儿口腔的习惯，为新生儿营造一个良好的口腔环境。

❁ 胎儿牙齿什么时候形成？

乳牙胚从胚胎第 2 个月即发生，5～6 个月开始钙化，至出生时颌骨内 20 个乳牙胚均已形成。婴儿于出生后约 6 个月乳牙开始萌出，至两岁半左右全部萌出。

❁ 如何判断舌系带是否过短？

婴儿舌头不能自由地做前伸运动，勉强前伸，舌尖因为被舌系带拉扯还会呈"W"形或心形；上翘时，婴儿舌头够不到上颚，勉强向上舌尖就会呈"V"形；在婴儿大哭时观察宝宝舌头，舌系带过短可能发现舌系带离舌尖很近，甚至几乎没有距离；或者喂奶时发现婴儿吃奶裹不住奶头而出现漏奶的现象，以及出现卷舌音和舌腭音发音障碍等情况均可以怀疑舌系带过短。

手术治疗舌系带过短的最佳时期是什么时候？

手术的最佳时期一般是4.5～5岁。此时孩子能够一定程度地配合医生手术，且舌系带较薄、手术创伤较小，易于愈合，同时不影响认字学习。2～6月手术已形成瘢痕，有需要二次手术的可能。

小儿为什么会流口水？

口水指的是唾液，由口腔内唾液腺分泌而来。刚出生的婴儿由于唾液腺还未发育成熟，较少出现流口水现象。4～5个月：添加辅食可刺激宝宝的唾液腺，口水开始增多。6～7个月：随着乳牙开始萌出进一步刺激唾液腺，唾液分泌增加，而宝宝暂不会及时吞咽，出现流口水现象。7～18个月：宝宝乳牙萌出期，刺激牙龈上的神经，同时激发唾液腺反射性地分泌增加，此时期是宝宝口水流得最频繁的时期。随着吞咽反射逐渐成熟，流口水现象可逐渐消失。

什么是"鹅口疮"？

"鹅口疮"又名雪口病、白念菌病、鹅口白疮等，是一种真菌感染的儿童口腔黏膜常见疾病，2岁以内婴幼儿多见。常因婴儿营养不良、产道感染、哺乳奶头不洁或喂养者手指污染等传播。

如何治疗"鹅口疮"？

治疗原则为去除诱发因素，积极治疗基础病，必要时辅以支持治疗。局部药物治疗：局部应用2%～4%碳酸氢钠溶液、氯己定、西地碘、制霉菌素或咪康唑等。全身抗真菌药物治疗：全身应用氟康唑、伊曲康唑或酮康唑等。支持治疗：加强营养，增强机体免疫力。

如何预防奶瓶龋的发生？

奶瓶龋主要是在婴幼儿时期哺乳不当、小儿抱奶瓶睡觉、奶中或水中加糖过多、奶头长期含口中等，上述情况会造成婴幼儿时期的这种急性龋。因此，家长应该维护好婴幼儿的口腔卫生，每次进食之后，喝少许清水或使用清洁指套、纱巾清洁口腔。改正不良的喂养方法，不允许婴儿长时间吮吸奶瓶，甚至含食物入睡。

"马牙"是什么，该如何处理？

"马牙"即角化上皮珠，一般在婴儿出生 4~6 周后口腔内出现的类似牙齿的黄白色小点，是一种正常的生理现象，一般无任何症状，对口腔颌面部的发育、牙齿的发育和健康没有任何影响，进食时的摩擦，会导致其自然脱落，不需做任何处理。切不可用针挑或用毛巾擦，否则容易损伤黏膜，造成感染。如果引起不适或者长期不脱落，需请医生诊治。

儿童为何易患龋齿？

儿童爱吃糕点、饼干、糖果及果汁等细软的食物。这些食物含糖多，又易黏在牙上不容易清除，会促使口腔细菌的繁殖，并且刚萌出的牙齿钙化程度低、耐酸性差。此外，儿童自身清洁口腔的能力有限，不能很好地保持口腔卫生。

刚长出的门牙为什么呈锯齿状？

初萌切牙切缘上圆形的隆突，称切缘结节，切缘结节的存在使得切牙切缘呈锯齿状。切缘结节是牙冠上釉质过度钙化而形成的小突起。

什么是"窝沟封闭"?

牙齿表面有其天然的形态：窝、沟、点、隙等，这些位置容易受细菌侵蚀而导致牙齿损坏。而窝沟封闭就是在牙齿没有龋坏之前，使用一种有机高分子材料将这些位置填充保护起来，起到保护牙齿的作用。

什么时候做"窝沟封闭"比较合适?

窝沟封闭的最佳时机应该在牙齿完全萌出之后，且尚未发生龋坏之前。乳牙窝沟封闭一般在 3~4 岁，第一恒磨牙和第二恒磨牙窝沟封闭分别在 6~7 岁和 11~13 岁。窝沟封闭术并非能一劳永逸，需要定期检查，若封闭剂脱落应再次进行。

什么是乳牙早失?

乳恒牙的替换遵循一定的时间和规律。有些乳牙由于各种原因，未到正常替换时间而过早脱落。

乳牙早失有哪些危害?

乳牙早失不仅影响幼儿进食，使咀嚼食物效率及精细程度下降，而且容易导致牙齿排列不齐，造成错合发生。当多颗乳牙缺失后，幼儿进食困难，影响消化和全身生长发育，同时上颌骨发育不佳，影响面部发育，甚至影响心理健康。

儿童手足口病有哪些症状?

手足口病是一种主要侵犯 5 岁以下儿童，由柯萨奇病毒等肠道病毒所引起的传染病。常在口腔、手足四肢、臀部等部位黏膜和皮肤出现米粒大小的灰白色小疱疹或红色丘疹；可出现疼痛、发热、厌食等症状，严重时会引起心肌炎等甚至死亡。

✿ 儿童如何预防手足口病？

保证儿童的营养健康，多饮白开水或清凉饮料，多吃新鲜蔬菜和瓜果；注意儿童的个人卫生及环境卫生，做到勤洗手，彻底清洗儿童的玩具、衣物和用具，经常擦洗儿童接触的家具、地板等物品；减少被感染的机会，在手足口病流行时，要避免与患者接触并少去拥挤场所。

✿ 为什么有些幼儿迟迟不出牙？

幼儿迟迟不出牙的原因有局部因素和全身因素两种。局部因素：由于乳牙过早脱落，儿童习惯用牙龈咀嚼，使局部牙龈角化增生，坚韧肥厚，使牙齿萌出困难；由于额外牙、牙瘤和囊肿的阻碍，恒牙发育异常，牙根弯曲，以至于萌出困难；乳牙早失萌出间隙缩窄，造成恒牙萌出困难。全身因素：颅骨锁骨发育不全、先天性甲状腺分泌减少症及先天恒牙缺失等。

✿ 儿童不会刷牙时怎样注意口腔卫生？

儿童不会刷牙时应该由家长代为清洁口腔，如进食后喂食清水、使用清洁指套轻拭黏膜和牙齿，逐渐培养儿童清洁口腔习惯，3 岁以后自己能够开始刷牙。

✿ 为什么要尽早培养幼儿的口腔卫生习惯？

不良的口腔卫生习惯，从局部影响来讲，影响咀嚼功能，对乳牙本身及恒牙的发育形成造成影响，继而影响面型发育，而相关疾病还会损伤口腔黏膜及其他软硬组织。从全身影响来讲，不良的口腔卫生习惯会影响儿童营养摄入，影响发音及美观，继而对儿童心理造成影响。因此，尽早养成良好的口腔卫生习惯至关重要。

❀ 儿童多吃零食对牙齿有什么影响？

儿童多吃零食不但对身体有坏处，还会对牙齿的健康造成很大影响。零食一般含糖量高、黏附性强，如不注意清洁，食物残渣、软垢常常滞留于牙齿，容易引发龋齿。如果是酸性食物，如可乐等碳酸饮料，经常饮用还有可能造成牙齿脱矿。还有一些儿童长时间含食物，或者含糖睡觉，对牙齿的破坏性极大。因此，儿童不宜过多吃零食，同时应注意口腔卫生保健。

❀ 什么是儿童牙齿外伤？

儿童牙齿外伤，即儿童因一切外力造成的牙齿软硬组织的急剧创伤。可分为乳牙外伤和年轻恒牙外伤。根据损伤的类型可分为：牙震荡，如牙周损伤、牙髓损伤、牙体损伤；牙齿折断，如冠折、根折、冠根联合折断；牙齿移位，如移位、挫入、半脱位、全脱位等。

❀ 为什么儿童牙外伤后要及时就诊？

牙外伤指的是牙齿、牙周等组织因外力导致的急性损伤。出现牙外伤，越早就诊，越早治疗，预后也就越好，损伤所造成的影响也就越小。因此，发生外伤后，家长或学校老师应在恰当的应急处理后及时带患儿就诊，切勿因延迟就诊而错过了最佳的治疗时机。

❀ 如何治疗儿童牙齿外伤？

发生儿童牙外伤，要及时就诊并根据不同情况进行治疗，以免延误最佳治疗的时机。如果是牙齿震荡，可进行调合、松牙固定、佩带合垫等，通常预后较好。如果是牙齿折断，根据是否损伤牙髓，进行松牙固定、树脂修复、贴面修复、全冠修复、直接盖髓术、冠髓切断术、根尖诱导成形术及根管治疗术等。如果是牙齿移位，可能需要外科复位、固定、正畸牵引或者根管治疗后再植等。如果是牙齿完全脱位，外伤后捡起伤牙，用凉水简短冲洗牙齿，植入原位，咬住手绢，尽快到医院就诊。如不能将伤牙植入原位，应将牙齿立即放入生理盐水或牛奶中，低温更好。如没有生理盐水和牛奶，可放在口腔内下颌颊部和牙齿之间。避免干燥状态保存。如果是乳牙外伤，则主要是减少患儿的痛苦，将乳牙外伤对继承恒牙胚的影响减小到最低。

❀ 儿童牙外伤后如何家庭护理？

儿童牙外伤后要注意口腔的护理，谨遵医嘱，定期复诊检查治疗；加强防护，减少一些高风险、强对抗的体育运动或游戏，避免再次损伤；使用颌垫；在牙齿恢复健康以前，避免吃太凉太热食物，不要啃咬硬物。同时注意口腔卫生，维持口腔清洁。

❀ 小孩乳牙过早拔除后该如何处理？

乳牙过早丧失，将导致邻牙向缺牙间隙移位，对颌牙会伸长，造成咬合紊乱，产生错（合）畸形。因此，需要根据缺牙的数目和位置等，佩戴相应的缺隙保持器，预防错合畸形的发生。

❀ 小孩长牙、换牙是在什么时候?

跟随生长发育规律,每个孩子会有一定个体差异,一般情况下,从孩子出生后 6 个月左右开始,乳牙逐渐萌出,至 2 岁半左右 20 颗乳牙全部萌出。6~7 岁至 12~13 岁,恒牙逐渐替换乳牙,此阶段称为替牙期。

❀ 为什么儿童应多吃纤维性及粗硬食物?

吃粗纤维及硬食物可以有效刺激牙周组织,促进下颌骨发育,刺激唾液腺分泌,有利于口腔内的自洁作用,且纤维性食物通常富含维生素,有益于儿童的消化和吸收,帮助儿童健康成长。

❀ 补钙与牙齿的发育有关吗?

牙齿发育与钙密切相关,如果在牙齿发育过程中缺钙,可能会影响牙齿的发育和矿化过程。但牙齿的形成和发育基本在胎儿时期形成,大部分牙齿在出生后一年以内钙化完成,因此,补钙需要在孕期开始,后期补钙并不能被牙齿吸收了。

❀ 选购儿童牙刷有哪些注意事项?

儿童牙刷应该根据儿童年龄来挑选。

2~4 岁的儿童应该选择刷头小、刷毛软、握柄粗软的牙刷。在此阶段家长开始建立儿童刷牙的习惯,帮助并协助儿童清洁口腔。

5~7 岁的儿童可以选择杯形刷毛的牙刷、软毛刷。此阶段儿童进入替牙期,儿童应开始独立刷牙,家长监督并检查其刷牙效果。

8 岁以后的儿童应选择软而韧的刷毛,刷头仍不宜过大,同时结合牙线等辅助清洁器械,帮助儿童维护好口腔卫生。

✿ 婴幼儿龋齿是否与喂养习惯有关？

喂养习惯与幼儿龋齿息息相关。在婴幼儿时期，父母亲吻宝宝的嘴巴，共用餐具尝饭或者用嘴吹饭，更有甚者咀嚼食物后喂宝宝，会将龋菌带入宝宝口腔，造成龋齿。经常给幼儿吃糖果、蛋糕等高糖和高黏性食物，喂夜奶也会增加幼儿患龋率。未能给幼儿建立良好的口腔卫生习惯，进食后不能及时、认真、正确地清洁牙齿，也会增加幼儿的患龋率。

✿ 乳牙龋齿有哪些危害？

乳牙龋齿可造成较多危害：龋齿可造成乳牙牙体缺损，局部软组织损伤；影响咀嚼功能，进而影响儿童营养摄入；引起牙髓炎、根尖炎等造成疼痛甚至感染，影响恒牙的发育；乳牙因龋早失，造成牙列发育问题，继而影响面型发育，影响美观和正确的发音，甚至影响儿童心理健康。

✿ 怎样预防孩子乳牙龋齿？

首先，孩子乳牙萌出后，餐后家长应用纱布给孩子清洁牙齿牙龈。3岁以后开始培养孩子早晚刷牙的习惯，使用含氟防蛀牙膏，提高牙齿的抗龋能力。此外，严格控制孩子进食含蔗糖食物的量和次数，如果饮食中糖分过多，一定要及时漱口、刷牙。另外，带孩子到医院进行涂氟和窝沟封闭，预防龋齿的发生。

✿ 乳牙龋齿要不要补？

乳牙患龋齿，应积极到医院治疗，而且越早越好，能补则补，尽量保持牙体完整。因为乳牙龋洞发展迅速，龋洞小时，补一次即可，否则龋洞会由小变大，由浅变深，继而侵犯牙神经，甚至使孩子疼痛难忍。而且乳牙患龋齿若不及时治疗，还会影响恒牙的发育，甚至影响面型的发育。

如何保护好"六龄齿"?

"六龄齿"即 6 岁左右萌出的第一颗恒磨牙,其在整个恒牙列中萌出最早,是建立咬合关系的关键,而且发生龋病和其他损害的机会较多,因此,一定要加强对其的保护。"六龄齿"萌出后,要定期口腔检查,进行局部涂氟和窝沟封闭预防龋齿。若发生龋坏和缺损及时治疗。同时,要养成睡前不吃零食和睡前刷牙的习惯。

为什么"六龄牙"容易患龋?

"六龄牙"萌出时虽已基本成熟,但其釉质的羟磷灰石结晶较小,结晶有间隙,结晶化学性不稳定,而且"六龄牙"处在乳恒牙的混合牙列中,由于牙大小参差不齐,食物容易在牙列中嵌塞停留,极易引起龋齿。此外,其硬组织薄、矿化度低、溶解度高、渗透性强,一旦发生龋坏,疾病进展快而急。

为什么保护乳牙很重要?

乳牙健康影响咀嚼功能,还会影响恒牙的发育,甚至影响面型发育,乳牙相关疾病还会损伤口腔其他软硬组织,影响发音及美观,影响儿童营养摄入及生长发育,还会对儿童心理造成影响,严重的导致腮腺炎、颌面部感染、面部畸形等全身疾病。因此,保护乳牙很重要。

乳牙什么时候被恒牙替换?

一般情况下,儿童 4~5 岁开始进入替牙期,乳牙逐渐开始脱落,恒牙萌出,一般 6 岁开始萌出第一颗恒牙,第一恒磨牙俗称"六龄齿",上颌中切牙萌出的时间为 6~8 岁,在 9 岁时,所有中切牙几乎全部萌出。侧切牙萌出的时间为 7 岁左右，在 9 岁左右，侧切牙几乎全部萌出。10～11 岁萌出上尖牙，上乳尖牙脱落。第一前磨牙萌出的始末时间为 8～11 岁；第二前磨牙萌出始末时间一般在 9～12 岁。11～14 岁萌出第二恒磨牙，有些人 17～23 岁或更晚萌出第三磨牙，俗称"智齿"。恒牙萌出间隔的时间为 1 年左右。由于个体之间具有差异性，有的青少年也会出现恒牙萌出时间过早或过晚的现象。

🧬 什么是乳牙滞留？

乳牙滞留是指继承恒牙已萌出、乳牙未能及时脱落，或恒牙未萌出、乳牙存留于恒牙列中的情况。

🧬 为什么会乳牙滞留？

乳牙滞留的原因有很多：如遗传、疾病及营养不良等导致的恒牙先天缺失、恒牙萌出异常、萌出位置异常、乳牙牙根不完全吸收或者不吸收等。

🧬 牙齿数目异常如何防治？

牙齿数目异常是指额外牙（多牙）和先天性缺额牙（少牙）。

牙齿数目异常的预防关键在于注意妇幼保健。

1. 注意营养，预防各种疾病。增强牙齿的抗龋能力，从胚胎期开始至出生后 6～7 年间是儿童牙齿发育阶段，要特别注意儿童的营养，增强儿童饮食中的维生素 D 和维生素 B 等。预防各种疾病，特别是消化系统疾病、传染病、热性病，上述疾病常常影响牙齿发育钙化。养成儿童良好的饮食习惯，少吃零食，不偏食。

2. 控制发酵型物质的摄取与滞留。

3. 纠正儿童睡前吃糖果、点心或其他甜饮料的不良习惯。

4. 养成早晚刷牙、饭后漱口的好习惯，掌握正确的刷牙方法。

5. 应用防龋涂料密封牙冠表面易发生龋的点、裂、沟，消除滞留区。

6. 药物防龋。

7. 定期检查，及早治疗。

乳牙到替换年龄不掉怎么办？

乳牙到替换年龄不掉，即乳牙滞留。出现乳牙滞留应及时到医院进行检查，根据情况将其拔除或者保留，切记不要使用添、晃及拽等方法自行处理，以免引起其他问题。一般出现乳牙滞留的儿童可能还合并恒牙缺失、牙列不齐等问题，有需要进行正畸等相关治疗的可能。

儿童出牙、换牙时家长应注意什么？

婴儿出牙约在 0.6~2 岁半，换牙约在 6~13 岁，牙齿萌出和替换期间，儿童患龋率高、疾病发展迅速、影响较大。

此时家长应该注意：

1. 在婴儿乳牙萌出期，口腔卫生应该由家长负责，可清水清理，使用专用的口腔清洁牙具。随儿童长大，建立其良好的口腔卫生习惯，学会刷牙，并使用含氟牙膏，父母应经常检查孩子的口腔卫生情况，并协助孩子清洁牙齿。

2. 少喝碳酸饮料、少吃零食，进食后应该及时进行口腔清洁。

3. 定期进行口腔检查，若发现龋病及时治疗，乳牙疾病也应及时治疗，以免影响恒牙及儿童身心发育。

4. 均衡营养，不挑食、不偏食，补充蛋白质、钙及各种微量元素。

5. 婴幼儿应多到室外活动，经常晒晒柔和的阳光，有利于口颌系统及儿童身心的发育，增强体质。

✚ 第九章　孕妇口腔健康与保健

✿ 口腔疾病对孕产妇及胎儿的健康有影响吗？

孕产妇患有口腔疾病容易增加患高血压、糖尿病及心脏病等的风险。如果口腔中的细菌进入血液，通过胎盘感染胎儿，会增加胎儿畸形的风险，或导致出生后的婴儿体重过轻，甚至患先天性心脏病等疾病，影响婴儿健康。如果在怀孕前3个月和后3个月接受复杂的口腔治疗，会引起孕妇紧张、疼痛，存在导致胎儿流产的风险。因此，孕妇口腔疾病会直接影响孕妇的生活质量，从而影响胎儿生长发育，对孕妇及胎儿的健康均有较大影响。

✿ 为什么要重视孕妇的口腔保健？

妊娠是女性一个特殊的生理阶段，该阶段的口腔健康与孕妇的全身系统健康和胎儿的生长发育密切相关，此阶段女性的激素分泌水平和饮食习惯都会发生变化，孕妇患龋齿、牙龈炎、牙周病的风险会增加，甚至不良口腔健康可能会导致牙龈瘤、心血管疾病、糖尿病等疾病，不但危及孕妇健康，还会增加胎儿感染、畸形的风险。因此，孕妇的口腔保健十分重要，我们必须重视起来。

❀ 孕妇如何保持口腔健康？

孕妇需要摄入充足的营养，保证母体和胎儿所需的各种营养元素，提高抵抗力，增强抗击口腔细菌的能力。由于孕期消耗较大，孕妇进食多而且频繁，如果不及时把食物残渣清理掉，会极易患龋齿。所以，最好每次进食后，都能及时漱口或刷牙，保持良好的口腔卫生。孕妇孕期缺钙，极易导致胎儿的牙齿发育不良。因此，孕妇需要补充足够的钙质。孕妇要定期进行口腔检查，发现口腔问题后，尽量选择在孕期 3～6 个月间进行治疗。

❀ 孕妇能否接受牙科治疗？

怀孕前 3 个月和后 3 个月，尤其是末期，牙科治疗要非常谨慎。怀孕第 4 个月至第 6 个月只能接受洗牙、补牙等简单的口腔治疗，尽量避免 X 线照射检查。若诊断和治疗必须 X 线检查时，要做好必要的防护。

❀ 产妇如何保持口腔健康？

产妇由于体内激素的变化，牙龈对牙菌斑的刺激反应比较激烈，加之产妇生产后，多进食富含维生素、高糖、高蛋白的食物，尤其是各种糕点和滋补品，含糖量都很高，若不注意漱口刷牙，极易导致口腔内细菌繁殖，引发龋齿、牙龈炎、牙周病等口腔疾病。因此，产妇必须保持良好的口腔卫生，进食后及时刷牙或漱口。

❀ 孕妇是否适合做烤瓷冠？

一般不建议怀孕期间做烤瓷冠。因为烤瓷冠修复所需要的时间较长，而且会对牙龈等造成轻微损伤，有可能会影响孕妇的全身健康水平。因此，建议生育后再择期修复。

✚ 第十章　特殊人群口腔问题

❋ 老年人为什么会感觉口腔干燥，应该怎么办？

老年人口腔干燥的原因有很多，包括机体老化造成的唾液分泌减少、咀嚼次数及话语减少造成唾液腺刺激低下、发烧造成脱水、口呼吸、口腔清洁不良、药物副作用等。口腔干燥可以通过按摩唾液腺、口腔清洁等手段刺激唾液分泌。必要时，需要请口腔专科医生检查，并根据结果配合其他相应手段进行治疗。

❋ 老年人缺牙如何保健？

老年人缺牙后应尽快就诊，进行"镶牙"或"安装假牙"，以改善口腔的咀嚼功能，同时保持口腔清洁，勤刷牙勤漱口，定期复查。

❋ 老年人口腔健康如何维护？

老年人由于生理增龄的变化，会出现牙齿表面大量磨耗，牙龈退缩，牙根暴露，牙间隙变大，以及唾液腺退化，唾液分泌减少等各种问题。因此，老年人口腔健康维护应注意以下几点：

1. 牙齿的清洁。老年人刷牙时，要注意牙颈部、牙缝、牙根露出部以及缺损牙齿周边的清洁。可以选择大头软毛牙刷，同时使用牙线、间隙刷、冲牙器、漱口水等辅助清洁器械。

2. 口腔黏膜的清洁。可以选择使用液体牙膏或漱口水，最好是无酒精、无刺激的漱口水。

3. 按摩唾液腺。在饭前和睡前，按摩腮腺、颌下腺、舌下腺，每次2分钟，促进唾液腺分泌。

4. 活动假牙的清洁。饭后用牙刷或义齿清洁剂对假牙进行清洁，睡前将义齿浸泡在凉水中。

❀ 为什么教师易患口腔疾病？

由于教师的工作环境比较特殊，经常接触粉尘和长时间用嗓，致使口腔内唾液减少，唾液黏稠度明显增加，容易形成菌斑，当局部菌斑侵袭时，很容易导致龋齿、口腔溃疡、牙周炎等口腔疾病的发生。

❀ 心脏病患者治疗口腔疾病时要注意什么？

大部分口腔疾病的治疗，至少要在心脏病发作6个月后进行。就诊时，告知医生自己的身体情况（包括精神状态、是否有什么疾病、是否有不适、做过什么治疗或手术等、是否有心脏内膜或心脏瓣膜的感染史、是否做过搭桥、有无安装起搏器等），服用的药物（如降压药、抗凝药等），甚至还需要内科医生会诊，以便提前准备氧气和硝酸甘油，以及安排心电监护。某些手术如牙周手术、种植、拔牙，治疗前需要血常规、凝血及传染病等检查。对于一部分心脏有问题的病患，还应预防性使用抗生素。治疗前后要保持良好的心理状态，尽量减少恐惧、紧张等情绪，做好口腔及全身的相关护理。

糖尿病患者得了牙周炎怎么办?

对于糖尿病患者,得了牙周病,应该积极治疗并严格控制血糖,在全身情况允许的条件下,进行系统的牙周治疗。全身治疗配合牙周治疗,认真控制菌斑,尽量彻底消除牙周感染,完善相关治疗后,定期进行牙周的检查和维护。